MATERNITY CYCLE
AND
MENTAL HEALTH

マタニティサイクルと メンタルヘルス

久米美代子
堀口　文　編著

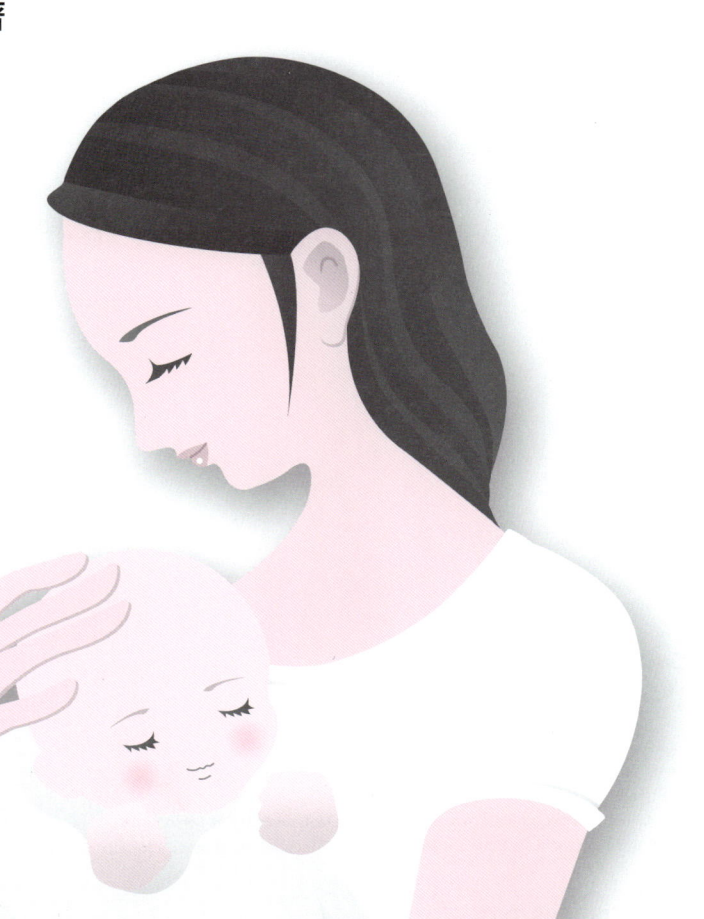

医歯薬出版株式会社

＜執筆者一覧＞

● 編　集
- 久米美代子（くめみよこ）　医療創生大学看護学部長／教授
- 堀口　文（ほりぐちふみ）　元メルボルン大学大学院女性の健康学訪問教授／Fumi Horiguchi ウィメンズヘルス研究所代表理事

● 執筆者
- 堀口　文（ほりぐちふみ）　編集に同じ
- 久米美代子（くめみよこ）　編集に同じ
- 岡野　禎治（おかのただはる）　三重大学名誉教授
- 野口真貴子（のぐちまきこ）　日本赤十字看護大学教授
- 原田　通予（はらだみちよ）　慶應義塾大学看護医療学部専任講師
- 田中　奈美（たなかなみ）　つくばセントラル病院産婦人科部長
- 村山より子（むらやまよりこ）　千葉科学大学看護学部教授
- 刀根　洋子（とねようこ）　和洋女子大学看護学部長・教授
- 小川久貴子（おがわくきこ）　東京女子医科大学大学院看護学研究科教授
- 加茂登志子（かもとしこ）　東京女子医科大学附属女性生涯健康センター センター長・教授
- 黒岩　美幸（くろいわみゆき）　東京医科大学健康増進スポーツ医学分野助教（特任）
- Jane RW Fisher　モナシュ大学公衆衛生学部ウィメンズヘルス研究部門教授
- Heather J Rowe　モナシュ大学公衆衛生学部ウィメンズヘルス研究部門シニアリサーチフェロー

（執筆順）

This book was originally published in Japanese
under the title of :
MATANITI SAIKURU-TO MENTARU HERUSU
(Maternity Cycle and Mental Health)
Editors :
KUME, Miyoko
　Dean, Professor, Faculty of Nursing, Iryo Sosei University
HORIGUCHI, Fumi
　Past Visiting Professor, Postgraduate Women's Health, The University of Melbourne
　Chair of The Fumi Horiguchi Institute for Research and Education in Women's Health
© 2012　1st ed.
ISHIYAKU PUBLISHERS, INC.
　7-10, Honkomagome 1 chome, Bunkyo-ku,
　Tokyo　113-8612, Japan

序 文

　女性の長いライフステージからみると，周産期はほんの短い期間である．しかし，人のライフステージにおいて非常に重要な意味をもつ．それは，妊娠・出産・育児は母から子へという世代間のライフサイクルをつなぐ大切な時期だからである．

　女性にとって，妊娠，出産，育児という母親になる過程における生活の変化は喜びでもあり，また同時に大きなストレスともなりうる．妊娠，出産，育児は，自分自身が大切にしていた仕事や趣味などをあきらめざるを得なかったり，今までの人間関係や価値観の変更を余儀なくされることもある．しかし，女性にとっての妊娠，出産は"おめでとう"という言葉によって周囲の人々から祝福される出来事であり，その過程で起こりうるストレスには，家族や周囲の人，専門家にも気づいてもらえないことも多い．特にわが国では「産後の肥立ちが悪い」という言葉があって心の不調であるという認識に至っておらず，本人でさえも気づかない場合もありうる．このように，出産は対人関係の変化や，喪失体験，役割葛藤などに直面する契機ともなる．女性にとって妊娠，出産は心理的・身体的にさまざまな影響を受けることになり，女性のメンタルヘルスが低下すれば，胎児や子どもの発達，配偶者にも悪影響をおよぼすことになる．

　しかし，その一方で妊産褥婦を支援する家族，近隣，地域の力量が低下しているため，専門家による妊産褥婦のメンタルヘルスケアが重要である．妊娠，出産，産褥期の女性は多様なメンタルヘルス問題に直面するリスクがあり，求められる対応も，症状に応じて精神科から地域での育児支援まで幅広い．特に産科医，助産師，看護師，保健師など母子保健にかかわるさまざまな職種の専門スタッフがメンタルヘルスの視点をもってなるべく早期に支援を開始しなければならない．症状に応じて社会的サポートの調整や対人関係の問題への対処，心理療法的かかわり，薬物療法などを適切な専門機関を通じて提供することが望まれる．

　本書は，マタニティサイクルにおけるメンタルヘルスの重要性，産後うつ病の発生要因，臨床診断と治療法，早期発見と看護診断，ケアの実際，児童虐待，心理教育的介入などを中心にマタニティサイクルとメンタルヘルスとしてまとめたものである．

　看護大学，看護大学院教育や臨床で，多くの医療者の方々にも広く活用していただきたいと考えている．

　最後に，分担執筆を快くお引き受けいただきました諸先生方，またモナシュ大学公衆衛生学部女性の健康研究部門の Jane RW Fisher 教授，医歯薬出版の編集担当者には大変お世話になり，ここに感謝申し上げます．

2012 年 2 月

久米美代子
堀口　文

もくじ

第1章　ライフステージからみたマタニティサイクルとメンタルヘルス　1　（堀口　文）

1　現代社会における子育て女性を取り巻く状況　1
- ①メンタルヘルスとは　2
- ②ライフステージとは　3
- ③マタニティサイクルとは　4

2　ライフステージからみたマタニティサイクルの特徴　5

3　産後の精神疾患への社会の関心および医学界の反応　6

4　産後の三大精神疾患の特徴と鑑別の重要性　7

5　妊産褥婦のメンタルヘルスに影響を与える疾患と要因　8
- ①不安障害（anxiety disorder）とホルモンの関係　8
- ②月経前症候群（PMS）と産後うつ病との関係　9
- ③甲状腺疾患と妊娠・出産による影響　10

6　ライフサイクルからみた妊娠関連のメンタルヘルス　11
- ①幼少期から青春期　11
  暴力を受けた女性の妊娠・出産によるメンタルヘルスへの影響／11　摂食障害と妊娠・出産によるメンタルヘルスへの影響／12　不安障害のメンタルヘルスへの影響／12
- ②成熟期および妊娠期　12
  不安障害と妊娠・出産によるメンタルヘルスへの影響／13　うつ病と妊娠・出産によるメンタルヘルスへの影響／13　統合失調症と妊娠・出産によるメンタルヘルスへの影響／13

7　周産期のメンタルヘルスのサポート上の課題と方策　13
- ①産後うつ病の母親への援助に必要な視点　13
- ②うつ病の母親の養育を受ける子どもへの援助に必要な視点　14
- ③産後うつ病へのサポートに必要な視点　14

第2章　産後うつと心理社会的発症要因　17　（久米美代子）

1　女性とうつ　17

2　うつと性差　18
- ①性差をもたらす要因　18
  生理学的要因／18　心理社会的要因／18

3　産後のストレス　19
- ①発生要因　19

②発生メカニズム　20
③ストレス適応機構　21

4　産後うつ病の概要　22

①発症要因　22
　　生物学的要因 /22　心理社会的要因 /22　産後の抑うつに関するリスク要因 /22
②発症メカニズム　23
③産後抑うつ状態が及ぼす影響　24

5　産後抑うつ状態の関連要因　24

①抑うつに関する内的要因と環境要因　24
　　内的要因 /25　環境要因 /25　その他の規定要因 /27

6　内的要因と環境要因との関連性　28

①愛着スタイルと環境要因との関連　28
②マスタリーと環境要因との関連　29

第3章　周産期の気分障害における臨床診断と治療法　33　（岡野禎治）

1　はじめに　33

2　周産期の精神障害の診断　34

①気分障害の精神科診断の大分類　34
②大うつ病性障害　35
　　大うつ病性障害（DSM-5）/35　妊娠期のうつ病（antenatal depression, prepartum depression）/36
　　産褥期のうつ病（postnatal depression, postpartum depression）/37
③双極性障害　41
　　躁病エピソード /41　産褥期と双極性障害の深い関係 /42

3　その他の産褥期の精神疾患　43

①マタニティブルーズ（maternity blues, baby blues）　43
②産褥精神病　43
③神経症性障害　43
　　全般性不安障害 /44　パニック障害 /44　強迫性障害 /44　心的外傷後ストレス障害（PTSD：post-traumatic stress disorder）/44　一般の身体的疾患に伴う気分障害 /45

4　周産期のうつ病のスクリーニング　45

①エディンバラ産後うつ病自己質問票（EPDS：Edinburgh Postnatal depression Scale）　45
②包括的2項目質問票（two questions method）　47

5　周産期における気分障害の治療　48

①電気痙攣療法（ECT：electroconvulsive therapy）　48
②周産期における薬理学的治療　48
　　薬理学的治療に対する意思決定のプロセス /48　未治療の場合のリスクの評価 /48

③妊娠期における薬理学的治療　49
　　　　　　抗うつ薬/49　気分安定薬（mood stabilizer）/ 50
　　　④産褥期における薬理学的治療　51
　　　　　　抗うつ薬 52/　気分安定薬/52
　　　⑤薬理学的治療のまとめ　53
　　　⑥代替治療　53
　　　⑦心理学的治療　53
　　　⑧母子ユニット（mother and baby unit：MBU）　54
　　　⑨デイ・ホスピタル・ユニット　54
　　　⑩精神科医療機関への入院　55

6　予防に向けて　55
　　　①薬理学的予防的介入　55
　　　②社会心理的方法による産前からの予防的介入　55

第4章　産後うつ病の早期発見と看護診断　57
　　　　　　（野口真貴子）

1　産後うつ病の早期発見　57
　　　①産後うつ病のリスク因子　57
　　　②マタニティブルーズと産後うつ病　58
　　　③産後うつ病のスクリーニング時のかかわり　58
　　　④産後うつ病の症状　59

2　産後うつ病の看護診断　60
　　　①産後うつ病における看護問題　60
　　　②NANDA-I（North American Nursing Diagnosis Association International）の看護診断　60
　　　③Gordonの看護診断　62
　　　④産褥期のマタニティ診断　63
　　　⑤新生児期のマタニティ診断　65

第5章　産後うつ病のケア　67

①　正常分娩・帝王切開・不妊に対する心のケアと家族のケア　67（原田通予）

1　産後うつ病予防のための介入と早期発見のためのケア　67
　　　①妊娠期のケア　67
　　　　　　リスク因子とケアのポイント/67　不妊治療後の妊娠期の援助/68
　　　②分娩期のケア　70
　　　　　　分娩様式とケアのポイント/70　帝王切開術の場合の援助/70
　　　③産褥期のケア　71
　　　　　　マタニティブルーズに対するケアのポイント/71　帝王切開術後の心理的ケアのポイント/72　不妊治療後の妊娠に対するケア/73

④ 育児期のケア　74
　　褥婦を支える家族に対する支援 /74
⑤ 産後うつ病を発生した場合のケアのポイント　75

2　産後に不安を訴える初産婦へのケアの実際　76

3　妊娠期から産後までの母子と家族のケア　79

② 産後うつ病の母親への母乳育児支援　80 （田中奈美）

1　産後うつ病と母乳育児の関連　80

2　授乳中の母親の産後うつ病に対する治療的アプローチ　83
① ジョイング，エモーショナルサポート，ソーシャルサポート　83
② 産後うつ病の母親のためのセルフケア　85
③ 心理療法　85
④ 薬物療法　86
　　薬物療法の選択 /86　授乳中の服薬について /87　母親が抗うつ薬を内服中の乳児へのフォロー /90
⑤ 薬物療法の母乳への影響　90
　　選択的セロトニン再取り込み阻害薬（SSRI）/90　セロトニン・ノルアドレナリン再取り込み阻害薬（SNRI）/91　ノルアドレナリン・セロトニン作動性抗うつ薬（NaSSA）/91　三環系抗うつ薬，四環系抗うつ薬 /91　抗不安薬 /91

3　「断乳」の適応　92

4　精神科医に紹介するタイミング　93

5　小児科医との連携　93

6　母親に対する支援の具体的な会話例　94
　　コラム　事例：コミュニケーション・スキルを使った会話例　95

③ 新生児の観察と母親のメンタルヘルス　99 （村山より子）

1　はじめに　99

2　新生児のメンタルヘルスと母子相互作用の重要性　100

3　新生児の感覚機能の発達　102

4　うつの母親が最も気にする新生児の態度・行動　104

5　母児への継続的なメンタルヘルスケア　106

④ 産後の家庭での過ごし方と地域での継続支援　108 （刀根洋子）

1 母親になることへの理解－ジェンダーセンシティヴな視点－　108

2 産後うつ病の家庭での過ごし方　109

① 心理教育の必要性　109
② 日常の過ごし方　109
　一日の目標を立てて生活のリズムを作る／109　心理的休息／109　コミュニケーション／110　気分コントロールとリラクセーション／110　十分な睡眠／110　適度な運動／110　栄養／111　アサーティブトレーニング／アサーションスキル／111　アルコール，タバコ，睡眠薬への依存／111
③ 育児のサポート　111
④ 受診の時期と治療，カウンセリング　112
⑤ 家族への影響とサポート　112
　家族への心理教育（サイコエデュケーション）／112　コミュニケーションの取り方／113　症状の観察と服薬の支援／113　産後うつ病を発症しやすい背景と環境／113

3 地域におけるメンタルヘルスケア　114

⑤ 若年女性のメンタルヘルス上の問題とケア　115 （小川久貴子）

1 月経前症候群（PMS）　115

2 過食症・神経性食欲不振症　115

3 10代女性の人工妊娠中絶　116

① 人工妊娠中絶の減少　116
② 人工妊娠中絶後の抑うつとの関連　116
③ 人工妊娠中絶後のケア　116

4 若年女性の妊娠・出産　117

① 10代女性が出産に至る割合　117
② 若年妊婦のストレスフルなライフイベント　117
③ 若年妊婦の対処方略および0歳児虐待の潜在性　118
④ 若年妊婦のヘルスケア　121

第6章　家庭内暴力としての子どもの虐待　123
（加茂登志子）

1 はじめに　123

2 わが国における子ども虐待の実態　124

3 子ども虐待による死亡事例の概観　126

4 女性の健康・安全から子ども虐待の防止について考える　128

- ① 望まない妊娠・出産へのアプローチ　128
- ② 性暴力被害者へのアプローチ　129
- ③ DV 被害者へのアプローチ　130
- ④ 切れ目のない支援を行う　131

5　加害親の肖像　132

6　親子の相互関係への介入　132

第 7 章　産後精神疾患を予防するための心理教育的介入プログラムの開発：多角的アプローチ　135
（Jane RW Fisher, Heather J Rowe 著／黒岩 美幸，堀口　文訳）

1　産後メンタルヘルス問題の背景にあるものと新しい予防手段　135
- ① 産後メンタルヘルス問題の本質と蔓延　135
- ② 産後うつ病予防のための一般的な介入　136
- ③ 産後の精神疾患の新しい予防手段　138
  - 親密なパートナーとの関係 /138　ぐずる児（unsettled baby）の行動 /138　労働疲労感 /138　うつ病の社会理論 /139

2　心理教育的介入プログラムの概要　140
- ① 研究方法　140
- ② 調査地域と期間　140
- ③ 対象者　140
- ④ 介入プログラム　140
  - 介入の仮説原理 /140　心理教育的アプローチ /141　具体的内容 /141
- ⑤ 標準的なケア　143
- ⑥ データソース　143
- ⑦ サンプルサイズ　144

3　心理教育的プログラムの実施結果　145
- ① 対象者　145
- ② メンタルヘルスの結果　145
- ③ 6 カ月の時点でのメンタルヘルスに関連する因子　146
- ④ 感受性分析　147

4　結論　147

第 8 章　産後うつ病を予防するためのメンタルヘルスケアの今後の課題　151 （久米美代子）

1　産前教育の改善・充実　152

2　産後うつ病の母親への援助―母子ユニットの開設　153
　①メルボルン大学，オースチン病院の精神科病棟に併設のペアレント・インファントユニット　153
　②私立マサダ病院にある母子ユニット　155

3　家族の支援と役割分担への援助　156

4　社会的援助システムの構築　158
　①啓蒙活動　158
　②保健医療的支援　159
　③サポートグループ　159
　④情報の支援　159

5　母親本人の対処行動の強化　160

　索引　162

第1章

ライフステージからみたマタニティサイクルとメンタルヘルス

1 現代社会における子育て女性を取り巻く状況

　マタニティサイクルは妊娠前から始まり，妊娠，出産，産褥期，授乳期などを経過し，月経の回復を待って終了すると考えられる．このうち，メンタルヘルスの問題が最も多く起きる期間は産褥期である．発症の要因は多岐にわたり，①身体的変動を起こすエストロゲンの働きを主とするホルモン変動や遺伝因子などの生物学的要因，②婚姻上の問題（パートナーとの希薄な関係など），③経済的な問題，④子ども時代に受けた虐待や外傷体験，親との別離などの心理的要因，⑤社会的支持の不備などの社会文化的要因，⑥精神疾患の既往歴およびその再発や増悪，不安障害や月経前症候群（PMS）のような精神疾患の合併，併存（精神）疾患〔comorbid (psychiatric) disorder〕，家族歴などのさまざまな要因がある．さらに，このような多様で複雑な要因が関係するので，これらを総合した研究やエビデンスも少なく，その診断，治療，介入，看護および予防などについてこれまで一貫したエビデンスは打ち出されてこなかった．

　大家族が一般的で女性の役割が子どもを産むことであった時代は，出産や育児に対する家族の態度，習慣，文化などから得られる社会的支持により，妊産褥婦は守られてきたと考えられる．しかし，現今の社会生活において，女性が子どもを産むことは個人の選択になり，困難を伴うようになった．不幸にして褥婦が病気になったとしても，身近に援助できるシステムがないため，夫の仕事への障害となる．また，実母も働いていたり，高齢や病弱であれば簡単に援助はできず，母子の面倒をみる者がいないという切羽詰まった状況となる．常に家族の介護要員を主婦に依存してきた今までの社会システムでは，褥婦の病気に対応する責任が家族にも及ぶのである．

　このような手薄な支援環境の中では，母親にメンタルヘルス上の問題があったとしても，外見上精神的自覚症状を見極めることは難しいため，家族や社会からの援助は受け

にくい．そのため，育児の責任を負わされた母親は援助のなさに絶望し，子どもへの虐待，自殺，母子心中に至ることもある．

子どもへの虐待や殺児に至った場合は，このような複雑な背景があっても，母親は法律上の罪に問われる．犯罪を引き起こした理由が母親自身の人格によるものと認められ，妊娠や出産に起因する病気がそうさせたことを知らない司法や社会により裁かれるのである．われわれは，母親による子どもへの虐待に関心が集まっている最近の動向に対し，虐待に走る母親たちの態度や行動の背後に隠されているメンタルヘルスへの分析を忘れてはならない．

以上のように，子育て女性をめぐる問題が複雑化する中で，母性を守るためには，さまざまな方向からの検討が必要である．それには研究者たちが適切な研究方法により，母性を守るのに有効な方策についてエビデンスを得なければならない．そして母性への支援をシステム化するには，各分野の専門家が自身の立場からのみではなく，システムや精神疾患への対応を軸として，協力していくことが必要である．

１ メンタルヘルスとは

メンタルヘルス（mental health　精神保健，精神の健康管理，精神衛生）とは，精神の健康状態を意味し，精神的，心理的な症状によって示され，学校，職場，家庭などでの精神疾患診断，治療および予防の増進を促進するものである．一般的には最もよくみられるうつ病やうつ症状に代表されるが，その範囲は広範にわたり，さまざまな精神疾患や精神症状を含み，しばしば複数の疾患も合併しており，精神疾患と器質的疾患との合併（うつ病と胃潰瘍，PMS，糖尿病，脳血管疾患など）もある．

女性が生涯でうつ病を発症する頻度は，男性の２倍である．特に産後はうつ病発症の危険因子が多く，治療を要するほどの重症例は３〜７％であると思われる．一方，Holmes and Rahe[1]による社会的再適応評価尺度（表１-１）をみると，ライフイベントのうち配偶者の死や離婚等がストレスの高いものとして上位を占めているが，夫との関連が深い妊娠や新しい家族の増加はメンタルヘルスの影響を受けやすく，Paykel ES[3]らも，妊産褥婦には，メンタルヘルスに影響する特別な危険因子としてのライフイベントを指摘している．

メンタルヘルスが重要なのは，精神的疾患が症状のみにとどまらず，背後に器質的疾患があったり，患者の態度や行動にも影響することで，人間関係を困難にし，身体的・精神的苦痛を増強させるためである．

また，妊娠に際して，精神疾患が新しい母親の役割を障害する．「育児をしたいが体力や気力が伴わず子供の面倒がみられない」「子どもにイライラする」など育児への影響のほか，雇用や復職への不安や不満など心理社会的な影響もある．10代の妊娠では学業，特に義務教育の継続が困難となる．このように極めて広範囲な影響があるので，妊娠に関するメンタルヘルスは重要視されるのである．

妊産褥婦のメンタルヘルスに最も影響を与えるのは夫である．夫の支持の欠如は育児

表 1-1 社会的再適応評価尺度（Social Readjustment Rating Scale）

順位	ライフイベント	ストレス値	順位	ライフイベント	ストレス値
1.	配偶者の死	100	23.	息子や娘が家を離れる	29
2.	離婚	73	24.	親戚とのトラブル	29
3.	夫婦別居生活	65	25.	個人的な輝かしい成功	28
4.	拘留	63	26.	妻の就職や離職	26
5.	親族の死	63	27.	就学・卒業	26
6.	個人のけがや病気	53	28.	生活条件の変化	25
7.	結婚	50	29.	個人的習慣の修正	24
8.	解雇・失業	47	30.	上司とのトラブル	23
9.	夫婦の和解・調停	45	31.	労働条件の変化	20
10.	退職	45	32.	住居の変更	20
11.	家族の健康上の大きな変化	44	33.	学校を変わる	20
12.	妊娠	40	34.	レクリエーションの変化	19
13.	性的障害	39	35.	教会行事の変化	19
14.	新たな家族構成員の増加	39	36.	社会活動の変化	18
15.	仕事の再調整	39	37.	1万ドル以下の抵当（借金）	17
16.	経済状態の大きな変化	38	38.	睡眠習慣の変化	16
17.	親友の死	37	39.	団欒する家族の数の変化	15
18.	転職	36	40.	食習慣の変化	15
19.	配偶者との口論の大きな変化	35	41.	休暇	13
20.	1万ドル以上の抵当（借金）	31	42.	クリスマス	12
21.	担保，貸付金の損失	30	43.	些細な違反行為	11
22.	仕事上の責任の変化	29			

1年間のライフイベントのストレス値合計が300点以上の80%，200〜300点の半数以上が，翌年に重大な健康障害を起こしやすい．これは欧米の生活習慣をもとに作られているので平均値の低い項目については日本の社会的通念といくぶん異なる点がある．
（夏目 誠，村田 弘：ライフイベント法とストレス度測定．公衆衛生研究，42(3)：402-412，1993.）

を困難にし，母親の精神的ストレスを高める．しかし，一般に夫は母子のニーズを把握しておらず，親になったことの意義を理解している者は一部にとどまる．出産や育児は女性の役割であり，自らの役割は仕事と考え，新しい家族が増えても家庭への関心は高まらず，妻に育児の責任を押し付けているケースもある．

夫に少なくとも「育児は夫婦で行うもの」という理解があれば，援助への可能性がある．しかし，夫が仕事を理由に一方的に産後の妻への協力を拒否する，あるいは妻自身が夫の役割に固定観念を持っていて自分一人で悩み，助けのなさに絶望していれば，自殺や殺児におよぶという最悪のケースに至ることも理解できる．そのため，周産期女性のメンタルヘルスの向上のためには，親になることの意義や妊娠・出産・育児に関する病理学，特にメンタルヘルスについての社会への教育が必要である．

2 ライフステージとは

一生における発達段階の区分は，発育から老化に至るまでをその生物学的特徴により，新生児期，乳児期，幼児期，学童期，思春期，青年期，成熟期および老年期などと分類されてきた．最近では，出生前の診断や治療が行われるようになったため，出生前の胎生期が含まれることもある．

しかし，ヒトは生物学的な特徴がその時期に固定されているのではなく，発達しながら次の時期へと移行する．そこで，ヒトは出生から死亡に至るまで発達しながら経過するものとの考えから，それぞれの発達の段階をステージ（stage）とよび，ライフステージとして区分している．さらに，ライフステージは暦，年齢や性機能との関連について既存の概念を超えた広範囲のものを包含している．人生の節目からみれば，入学，卒業，親になること，就職，結婚，出産，育児，退職など，年齢に従えば幼年期，児童期，少年期，青年期，壮年期，老年期などがそれぞれのライフステージになる．

女性では，人間としての基本的な区分の他に生殖機能に基づいた区分がある（図1-1）．思春期発動期に続く妊娠，出産および育児が可能な性成熟期とその後の閉経期や更年期・老年期などである．これら卵巣機能と関連するステージは特に暦の年齢とは異なり，その範囲はさまざまで広範囲にわたっている．

最近まで妊娠は卵巣機能の存在により決定されていたが，高度先端医療により，閉経後でも妊娠・出産が可能となった．このような従来では考えられなかった現実が日常的になった現代社会では，既存の概念では社会のニーズを満たすことはできない．その結果，新しいメンタルヘルスへの影響も出現し，また社会の規範や法律なども適応しにくくなっているため，医療者と法律家が協力して新たな問題を解決することが必要である．

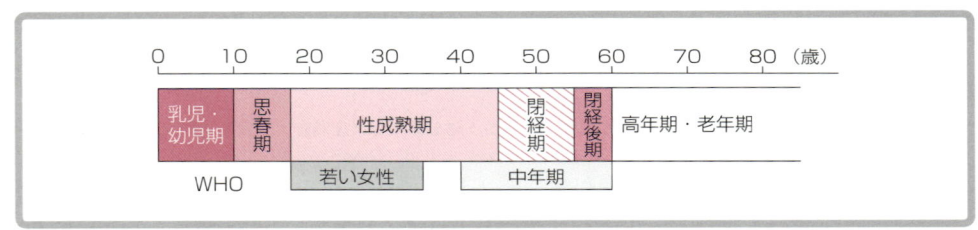

図1-1 ライフステージおよび生殖機能からみたライフサイクル

③ マタニティサイクルとは

マタニティサイクルとは「母性機能の関連の中での周期」をさす．母性機能は妊娠，出産および育児（哺乳期）などに大別されるが，さらに妊娠期は3カ月ごとに妊娠初期，中期および後期の3期に分け，first trimester, second trimester および third trimester と呼ばれている（表1-2）．一方，胎児側からみると，着床前の胚胞期，着床後の胚芽期（胎芽期），胎生期および胎児期などである．

出産は分娩第1期の開口期，第2期の娩出期および第3期の後産期の3期に分けられ，産後の6～8週間を産褥期という．妊娠はこれらの各時期を順に経過し，これが途中で一時停止することはあっても必ずサイクルの順に従って経過する．

妊娠，出産および産褥期（哺乳期）は生物学的に極めて大きな変動をもたらすものである．しかし，その変動は生物学的変化にとどまらず，心理社会的要因を取り込み複雑に変化する．生物学的要因には内分泌，遺伝子や性格などの影響も含まれるため，それ

表 1-2 妊娠期の分類

Trimester	妊娠初期	妊娠中期	妊娠末期
月数	2, 3, 4 カ月	5, 6, 7 カ月	8, 9, 10 カ月
週数	5〜15 週	16〜27 週	28〜40 週
Trimester	First trimester	Second trimester	Third trimester

（この分類はおおよその区分である）

らの結果生じた精神症状に対し，発症の要因を見い出し，適切な対応を行うことは必ずしも容易ではない．したがって，精神症状に対しては，妊産褥婦の背景にある心理社会的要因の他にも生物学的要因も含めた多因子の影響を推察しつつ，さらに，マタニティサイクルの特徴を基本に据えて考慮すべきである．

2 ライフステージからみたマタニティサイクルの特徴

　マタニティサイクルは女性のライフステージの大半を占めている．一般に思春期になると女性は性交できるという感覚を得るようになり，性交を受容し妊娠の機会がもたれる．これには個人差があり，逆に性交拒否や性交への恐怖も含め，さまざまな心理社会的要因の影響が大きい．女性の健康から考えると，妊娠や出産は女性が入院や受診する機会が最も多い時期となる．

　結婚年齢が高くなったことに伴い，妊娠や出産のピークも高齢化している一方，婚前の妊娠や若年妊娠もある．妊娠は 10 歳以下でも症例報告があり，20 歳以前の初産や 50 歳近くの経産婦の出産もある．かつては 10 代の妊娠は当たり前であったが，現代では生物学的に同じ年齢であっても，当時と社会的要因が異なるため，若年妊婦はストレスを受けやすい．

　若年妊娠により，育児のために義務教育を受けられなくなることは，その保護者が国民の義務を果たさないことになり，本人も職が得られず，経済的な自立が困難となる．育児能力もなく，親の援助も受けられない場合，中絶を余儀なくされ，パートナーとの別離に至ることが多い．このように，中絶は若年女性にとって，子どもだけではなく職，教育，家族やパートナーなど失うものが多く，悲哀感や喪失感をきたす経験となる．

　若年妊娠には性的暴力による場合もあり，わが国ではほとんどが中絶に至る．中絶経験は，その後の健康や人生観にも影響を及ぼすが，このような女性へのメンタルヘルスに関する研究は少ない．また，一方，妊娠を隠して定期検診も受けず，中絶するか産むかの決定もできないうちに，出産に至る場合がある．若年妊娠では，性器が未発達の場合は，骨盤や産道の狭小や子宮筋の娩出力の不足などにより難産になることがあり，未検診での出産は危険を伴う．

　これらの若年妊娠とは逆に，46 歳以上で自然妊娠する場合もあり，高度先端医療により妊娠可能な年齢の上限は際限なく上昇し，60 歳の出産も見られている．しかし，高齢

妊娠は母体への健康的影響が強く，妊娠高血圧症候群や肝障害などもみられる．高齢でも子どもを産む場合は背後に心理社会的要因として，自己あるいは夫の人生を受け継いでほしいという何らかの強い動機があることが多い．

不妊治療の結果として増加しているともいわれる多胎妊娠では，母体への負担が大きいだけでなく，産後は育児も負担になる．多胎妊娠では，子どもに対し医学的管理を要したり，手間がかかるために母親に陰性感情が芽生える．そうなると，母親は子どもが可愛くない，面倒，自分の健康を害する，生活設計が変更させられるなどと感じ，他の同胞に対するものとは違った感情や反応がおき，自己批判，罪悪感および負担感等のため育児に葛藤がおきるといわれている．

3 産後の精神疾患への社会の関心および医学界の反応

産後のメンタルヘルスについては，主としてマタニティブルーズ（maternity blues），産後うつ病（postpartum（postnatal）depression）および産褥精神病（puerperal psychosis 統合失調症）の3疾患が広く知られているが，その他にも多くの精神症状があり，産後だけではなく妊娠中でも同様な症状が認められている．既往歴，家族歴，併存疾患および合併症なども含め，これらは，全体を総合して周産期メンタルヘルスの領域とされている．さらに先天異常やその他の疾患，育児困難（よく泣く，ぐずる，ミルクを飲まない，寝ない）などの新生児の特徴や母子関係なども，母子の間で互いに影響しあい，その関連領域は広範にわたる．

しかし，社会も家族も妊娠に関連した精神的および身体的苦痛を正常の反応としてとらえ，あまり適切に対応してこなかった．また，医学界においても妊娠や出産時のメンタルヘルスの問題を特別視せず，一般のメンタルヘルスと同一としている．米国の精神疾患の分類では，妊娠に関連した精神疾患は，妊娠や産後の身体的，社会的変動を有していても一般の精神疾患に含まれるものとされ，独立した疾患とは認められていない．そのため，産褥期の病態に対しての発症，診断，看護及び治療についての系統的な研究や指導書は少なく，予防についてはなおさらその傾向がみられる．したがって，周産期のメンタルヘルスについては，極めて一部の医師，助産師および保健師などにより専門的対応が行われているにすぎず，臨床の場においても一般的にはその病像の理解は漠然としたものになっている．

一方，WHOはヨーロッパにおける臨床経験から産後のメンタルヘルスを取り上げ，米国のDSMとは異なる精神および行動の障害の分類ICD[4]を作成している．

ヨーロッパでは，古くから産後の精神疾患をすべて共通の特徴から独立した疾患と考え，①マタニティブルーズが母乳分泌の開始時期と一致している，②精神症状をもつ多くの褥婦に乳汁分泌の低下や哺乳困難を認める，③産後，月経の回復により月経前症候群（PMS）の再発が認められる，ことなどである．

わが国においては，三重大学医学部岡野禎治教授主宰の日本周産期メンタルヘルス研究会[5]が専門職，社会および一般人を対象とした啓蒙活動を行っている．

女性は妊娠，出産および育児により極めて大きい身体的および精神的影響を受ける．

しかし，これまで述べてきたように，一般社会において，これらは正常あるいは一時的な反応として，異常であっても見過ごされたり，放置されたりして，その発見は遅れがちである．また，妊娠に伴うさまざまな問題は学術的な解明が不十分である．それは，ヒトの生殖機能が有史以来延々と継続してきたものであり，病気のように解明を必要としなかったからかもしれない．しかしながら，複雑化した現代社会では，必ずしも全ての女性が「女性の役割としての出産・育児」に適応できるとは限らない．周産期医療従事者は，以上のことを念頭において，妊娠関連の異常を早期に発見し，メンタルケアにあたるべきである．

また，抑うつが著しい母親が自殺や殺児に至ることに加え，そのような母親に育てられた子どもは，心身の発育が障害されると考えられる．したがって現在みられるさまざまなメンタルヘルスの問題について解明し，専門家が妊娠，出産および育児へ介入することが必要である．さらに，家庭における介護要員として女性は極めて多種，多様な役割を抱えているので，それ故に産後は順調な回復のための援助が重要となる．

4 産後の三大精神疾患の特徴と鑑別の重要性

産後のメンタルヘルスで最も重要なことは，三大精神疾患の鑑別である（**表1-3**）．それらは，①産後3～5日を中心に，母乳分泌開始に一致して一過性の抑うつが起こる「マタニティブルーズ」，②産後1カ月を中心に起こる「産後うつ病」，③突然幻聴や幻覚をきたす「産褥精神病」である．これらは重症度，経過および治療法などすべて対応の方法が異なっているので，早急な鑑別診断が必要である．

発症時はいずれも症状がよく似ていて判断が難しいことがある．プライマリケアの段階で普段からどのように対応するかという準備が必要である．看護師，助産師および保健師は，積極的に症状の詳細なチェックを行うと同様に，補助診断としてマタニティブルーズや産後うつ病の自己評価法（岡野[6]，Cox et al[7]）（p.46）を用いておおよその見当をつけ，疑いがあれば躊躇せず専門医に紹介する．自己評価の結果は，本人や家族が受診を避けようとする時，説得の根拠となる．うつ病では，対応の遅れは慢性化・重症化しやすく，受診が遅れるほど治療が困難となり，回復が遅れる．

また，三大精神疾患との鑑別を要するものに適応障害，心身症，不安障害などがある．これらの訴えはほとんど育児に関するものである．適応障害では，もし育児の責任がなければ日常生活は障害されず，また抗うつ薬は必要としないことが多い．

ストレスの原因は単一のこともあるが，心身症は心因があり，その解決により症状は改善する．不安障害はパニック発作や育児困難をきたし，妊娠中にもみられる．したが

表 1-3 産科スタッフがよく遭遇する三大精神疾患の特徴

	マタニティブルーズ	産後うつ病	産褥精神病
重症度と対応	軽症，一過性	中等度，医師・専門医	重症，専門医・入院
頻　度	50～80%	3～30%	0.1%
発病時期	産褥3～5日を中心に	70%が6週以内	不定（3～28日がピーク）
持続期間	数時間～数日	60%が1年以内	不定
予　後	良好	妊娠時再発20～60%	非妊娠時再発あり
治　療	夜間鎮静	向精神薬	向精神薬，その他
心理的配慮	産褥精神病に注意 授乳・育児の援助 回復の保証	感情，苦痛の告白，理解 母子相互作用の促進 服薬の支持	初産婦に多い 夫の不在，帝王切開時の援助，育児・避妊のケア
症　状	情動障害（涙もろい，不安，落ち込み） 認知機能障害（当惑，困惑，ぼんやり） 自律神経症状（不眠，疲労，頭痛）	不眠，疲労 抑うつ，イライラ，不安 涙もろい，罪悪感	不眠，急激な気分の変化（うつ→躁）幻覚，妄想 自殺念慮，殺児のリスク

って，面接やカウンセリングを綿密に行って診断しなければならない．

しばしば精神科医による産後うつ病や双極性うつ病などとの鑑別が必要である．特に産科スタッフは褥婦が精神科受診を嫌がったり，診療を引き受けてくれる精神科医がいなかったりして適切な対応が遅れがちであるが，母子の苦痛を早く解決するためには精神科医との協力が必要である．

その他，分娩後の精神疾患の種類は多岐にわたっているので，いかなる精神症状についても注目することが必要である．また，既に罹患している躁うつ病の再発や不安障害の合併などがあるため，既往歴や家族歴についても情報の収集が必要である．

5 妊産褥婦のメンタルヘルスに影響を与える疾患と要因

産後の精神疾患の原因としての既往歴についてみると，既にTod[8]は過去のメンタルヘルスとの関連を見い出し，その後多くの研究者により報告されている．また，産後うつ病の増加に伴い，予防的見地からも精神科既往歴や家族歴，併存疾患としての不安障害，PMS，また生育歴，虐待なども危険因子として関連が認められている．

1 不安障害（anxiety disorder）とホルモンの関係

不安障害はパニック障害，一般的な不安，戸締まりや火の気などへの不安をきたす強迫性障害などがある．電車の空間によって呼吸困難や息苦しさ，動悸などをきたす広場

恐怖や，過呼吸，過換気症候群などもパニック障害に含まれる．不安障害は思春期ごろから出始め，軽症では普通に日常生活を送れるので，結婚し，妊娠してはじめて症状の進行や初発がみられる場合もある．

　パニック発作は，女性は男性の2倍多く発症し，周産期に多くみられる．妊娠により安定し軽症化するが，産後は再発しやすく，また初発も起きやすいといわれている．原因には産後のストレス，急激なホルモン変化及びCO_2受容器の低値設定や受容体の過敏などがある．妊娠中は産まれてくる子どもへの楽しい予想や生物学的なホルモンの変動も少ないことから，症状は安定すると考えられている．卵胞ホルモンや黄体ホルモンは妊娠により数百倍もの高濃度となり，産後5日目ごろの血中濃度は急激に低下する．産後のパニック発作が多発するのも同じ時期といわれている．また，気分障害と不安障害にはホルモンの変動が連動していることが推察されている．これは，不安障害を有する褥婦が同じように産後うつ病にもなりやすいことを示唆している．

　2006年，Bandelowら[9]は不安障害のため精神科で治療を受けている女性について前向きに調査した．その結果，産後のパニックは，分娩後の突然のホルモン欠落に一致しているが，心理社会的要因や神経生物学的な要因による影響を受け，妊娠した初産婦の36.6％に産後うつ病の発症がみられ，これは期待された頻度より高値で関連が認められた．Rambellら[10]は不安障害があると産後にうつ病をきたしやすいと報告しているが，非妊時よりも妊娠時は低率で，産褥期に高率になると結論している．一方，パニック発作は経産婦より未産婦に多く，妊娠中よりも産後に多くみられることから，産後は精神的ストレスになる出来事が多いためと考えられる[10]．また，分娩後のホルモン低下の時期と一致するとも述べているが，必ずしも一致せず，多くの研究が後向きで改善の程度の測定しか行っていないので，不明な点が多い．

2 月経前症候群（PMS）と産後うつ病との関係

　産後うつ病に引き続き月経の回復とともにPMS（図1-2）を発症あるいは再発するときは，いずれも重複した症状が多いため，うつ病が回復したのか，あるいはPMSではなくうつ病の慢性化であるのか判断しにくい場合がある．

　古くからPMSは産後うつ病との関連が推察されていたが，研究方法が後向き，対照がないなどのため確証は得られていない．Dalton[11]は，産後のホルモン低下はPMSに見られる月経周期におけるホルモンの変動と同様であると述べ，ホルモン療法を推進していた．しかし，確証がなく承認されていない．

　PMSは産後，月経の回復とともに発症あるいは再発をするが，産後うつ病があった場合，その発病率は高い．PMSと産後うつ病の関係については一部の研究においてわずかな確証が得られている．Haywoodら[12]は産後の症状とPMSの間に関連があるか否かについて地域のサンプルで調査し，産後うつ状態とPMSの身体症状との間に関連を見い出しているが，PMSも産後うつ病もともに精神症状が重要と考えられ，それを除いての確証はあまり重要視されていない．

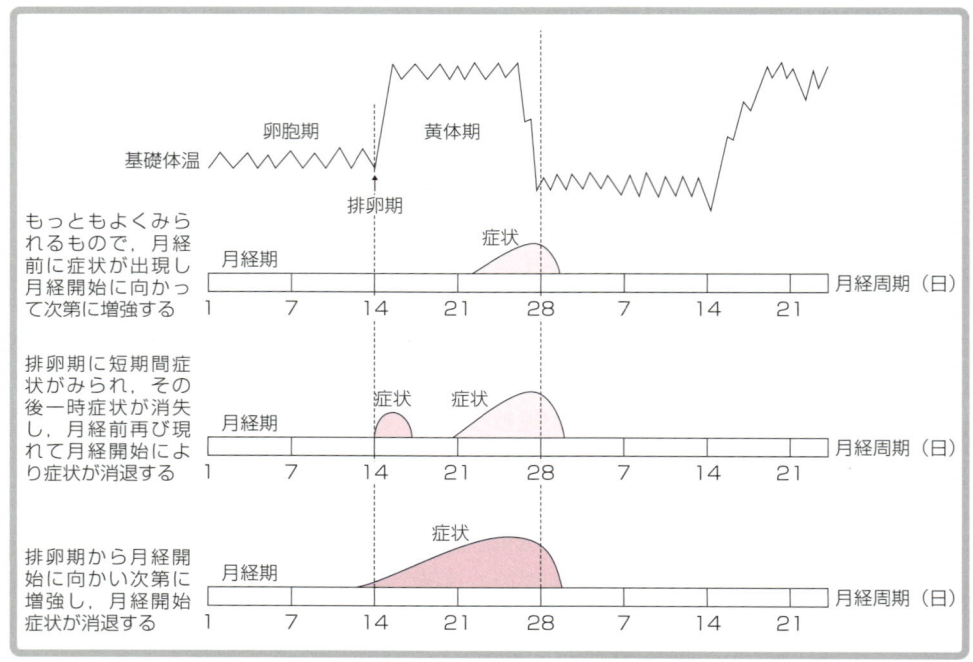

図 1-2　月経前症候群の症状発現時期の種類

　一方，Blochら[13,14]は，重度の産後うつ病はPMSとの関連があり，PMSを有する女性は産後うつ病に発展する高いリスクをもっていると述べている．また，産後うつ病の既往のある女性について，エストロゲン，プロゲステロンなどの欠落が気分障害（うつ病）やうつ症状を促進すると考えられる．Claytonら[15]はセロトニンの変動と考え，またInoueら[16]もPMSや月経前気分不快症状（PMDD）のある女性は，それらがない女性に比べ図1-3に示した神経細胞やシナプスなどにおいて黄体期のセロトニンの再吸収による末梢への分泌機能の低下を認めている（図1-3）．
　PMSおよびPMDDは，1月経周期の一定期間の症状ではあるが，その精神症状が激烈である場合は，当然精神疾患としての治療が必要である．産後に本症が再発または初発すれば，育児は負担となり，その精神症状のため，夫や子どもへ暴力的となる．このような女性は家族などから不合理な評価を受けやすいので，早急な治療が必要である．

③ 甲状腺疾患と妊娠・出産による影響

　甲状腺疾患は，その機能低下や亢進により精神症状を示す．甲状腺機能低下では無気力，無関心および抑うつなどがみられるが，機能亢進ではバセドウ病が多く，妊娠により症状が悪化しやすい．情緒不安定で不安，イライラして怒りやすく，人間関係の悪化がみられやすい．いずれも薬物療法により容易に改善するが，重症では甲状腺クリーゼを起こすことがある．

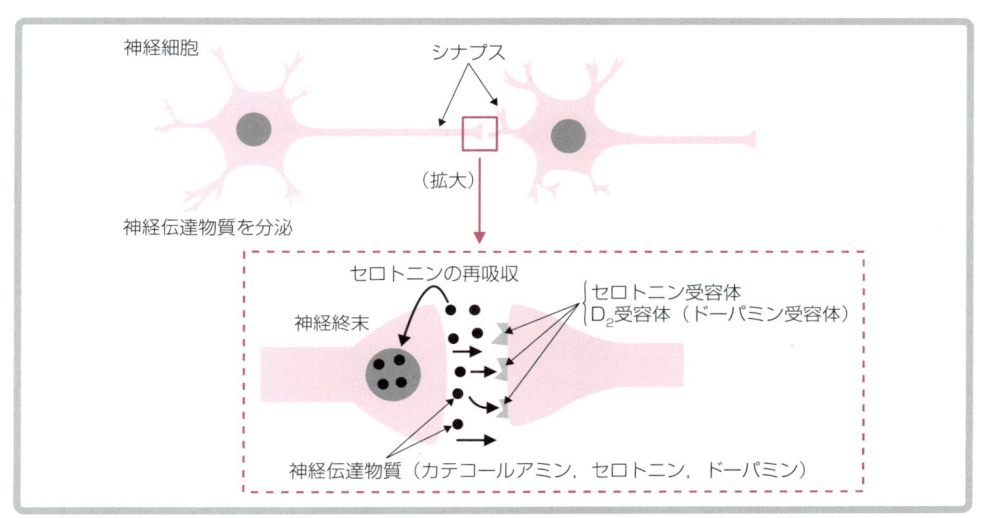

図 1-3　神経伝達物質のはたらき

6 ライフサイクルからみた妊娠関連のメンタルヘルス

　妊娠中や産後にみられる多くの精神障害は，妊娠や産褥期が初発とは限らない．
　これらには非常に多くの前駆症状や既往歴があり，非妊時の精神疾患が妊娠により再発したり，増悪することがある．以下にライフサイクルごとの妊娠関連のメンタルヘルスの問題について述べる．

① 幼少期から青春期

1）暴力を受けた女性の妊娠・出産によるメンタルヘルスへの影響

　幼少時に暴力を受けた女性は，妊娠，出産を自己の幼少時の経験に重ね合わせ不安を感じる．「自分も親のように子どもを虐待するのか」，あるいは暴力を受けた母親を見て育つと，「母親のようになりたくない」と感じ，母親になることへの不安が起きる．
　夫から暴力を受けた母親はうつ病になりやすい．そして，うつ病の母親に育てられた子どもは，たとえ自分が暴力を受けていなくても，母親が受けている暴力を見ているし，気配を感じている．その結果，刺激を受ければフラッシュバックが起きる．子どもを産めば夫から暴力を受けるようになるかもしれないなど強い不安に襲われる．
　しかし，暴力を受けたり見たりしたことがない一般社会の人たちに虐待を受けた人たちの心身の反応を理解することは困難である．特に夫は妻が産後うつ病のため育児もできないと，他の母親たちと比べ「意気地なし」と感じ，卑下したり，あるいは激励した

りする．しかし，社会には，それに対する解決策はない．したがって，専門職は家族も含めたカウンセリングを行う必要がある．

2）摂食障害と妊娠・出産によるメンタルヘルスへの影響

　摂食障害は女性性の低下や母親への依存が見られるので，性成熟期に達しても結婚願望は少ない．その上，無月経になることが多く，妊娠はしにくいが，時には卵巣機能が正常で妊娠する．また，無月経のまま突然妊娠することがある．若年妊娠やシングルマザーでは多くは中絶に至るが，心理的に情緒不安定で子どもを産む決定も育児能力もないまま，子どもを産むことがある．未婚の場合，家を出たり隠れ住んだりして，栄養も十分とれず，定期検診も受けず，心身両面からの障害を受けやすい．保護すべきパートナーや家族もいない場合は，貧困によるさまざまな障害をきたすこともある．

　このような場合，出産や育児に対する計画性が全くなく，また準備もない．ひたすら体重の増加に悩み，自己の価値観にこだわる．なぜなら，思春期までの母子関係の悪化から妊娠により，「自分も子どもを産み母親になれば，自己が経験した，実母とのよくない母子関係と同様な状態になるかもしれない」という不安がある一方，「でも子どもを産みたい」あるいは「産まねばならない」などの葛藤のため，ストレスを感じ，そうした問題を解決できないまま母親になる．その間，当然ながら，不眠，不安，抑うつなどの心身の症状をきたす．摂食障害は母原病といわれ，母親の娘に対する過干渉がみられるが，このような母親は孫が生まれると，また娘の育児に干渉する．また，娘も育児の世話も依存しているので葛藤や不安が起き，危機的な状況に陥る．

3）不安障害のメンタルヘルスへの影響

　不安障害は小児期からみられるが，一般的なものとして，社会への対応が困難な社会不安や何事に対しても過剰に不安を感ずる全般性不安障害がある．そのほか，特別なものとして強迫性障害があり，対面恐怖（人が自分を何かおかしいと思って自分の顔を見るのではないか）や戸締まりに確信がもてない，不潔感で何度も手を洗う，電車のつり革につかまれないなどの強迫的なものがある．高所恐怖，広場恐怖（閉鎖された空間では息苦しくなり電車に乗れない）などの特別な事柄に対する不安や恐怖感不安もある．また，不安のためパニックに陥ったり過換気症状をきたす場合は，器質的な異常は見い出されず，症状は発作的で短時間に自然に消退する．

② 成熟期および妊娠期

　成熟期に入ると月経関連疾患としてPMSがあり，併存疾患としての不安障害，双極性障害（躁うつ病）などがある．妊娠するとこれらの精神疾患が再発，増悪したり，また新しく発症することもある．

1）不安障害と妊娠・出産によるメンタルヘルスへの影響

不安障害は妊娠すると比較的安定するといわれているが，産褥期には増悪したり，新たに発症したりすることが多い．重症例では日常生活に支障をきたすので，服薬が必要である．薬物療法は抗不安薬が用いられるが，産後は母乳を介し，乳児の体重減少，鎮静および無気力などをきたすといわれ，妊娠すると服薬を自己中止し増悪することがある．Iqbalら[17]は1996年から2000年までの5年間の文献レビューから妊娠中のベンゾヂアゼピンの服用に関し，妊娠初期における服用は胎児の口蓋裂やその他の先天異常をきたすので，避けたいところであるが，妊娠初期の臨界期を避け，多剤併用せず，最低必要量を短期間投与することにより服薬は可能であると述べている．しかし，副作用の安全性は確立されていないので，十分なインフォームドコンセントが必要である．ただし，確証ある催奇作用の症例報告は少ない．また，マタニティブルーズに一晩でも投与することを避ける傾向もあるが，新生児に異常を認めた報告は少ない．

2）うつ病と妊娠・出産によるメンタルヘルスへの影響

妊娠中のうつ病の初発もあるが，一般には思春期やそれ以降にうつ病に罹患し，軽快していたものが妊娠後再発する．抗うつ薬による治療が必要であるが，服薬に不安を感じ，また産むか中絶するか迷っていて受診が遅れる．うつ病の既往歴があるときは双極性II型障害で躁うつ病の場合があり，症状が激しく重症化し自殺に至ることがある．胎児への影響を考慮すれば，抗うつ薬による治療は可能である．

3）統合失調症と妊娠・出産によるメンタルヘルスへの影響

統合失調症は思春期から発病しやすい．治療により軽快すると，結婚して妊娠する場合もある．しかし，疾患は内密にされることが多いので，通院も困難になったり，また，妊娠すれば胎児への影響を恐れ，服薬は自己中止されることが多い．また，産褥期に初発する場合もあるが，多くは既往歴にメンタルヘルス上の問題を有する．

7　周産期のメンタルヘルスのサポート上の課題と方策

❶ 産後うつ病の母親への援助に必要な視点

マタニティブルーズは，一般に短時間に経過するので，診断を見過ごしても，投薬による治療の必要もなく，あまり問題視されない．また，産後精神病は症状が激しく家族も放置しておけないので，受診となることが多い．一方，産後うつ病発病は緩やかで軽症もあるため，本人も気づかないまま苦痛の生活を送っていることがある．

また，産後うつ病では，その診断や治療は一般のうつ病と同じ扱いとなっているため，

精神科医でないと対応が困難な場合が多い．最近の傾向として産後うつ病の軽症例や中等症例が増加しているが，これらは診断されずに放置されることが多い．しかし，精神科医も一般の精神疾患として治療するため，しばしば産科的配慮は困難となる．

産科医も精神科医も妊娠中あるいは産褥のいかんを問わず，薬物療法を否定したり，断乳を勧めたり，胎児や新生児に対する向精神薬の薬理作用や代謝への反応などを考慮せず，成人を基準にして決定することがある．治療を続けながらも子どもの健康を守りたいと考えている母親は，こうした医療者の行為を「仕方ない」と受容しながらも，母乳哺育ができなかった自己を責め，悲しみを感じている．このような場合，周産期医療従事者は，できるだけカウンセリングを行って母親の罪悪感や失敗感を取り除くこと，育児や母乳哺育，家事を行うことへの可否について母親にアドバイスを行う必要があるが，その判断は困難なことが多い．

② うつ病の母親の養育を受ける子どもへの援助に必要な視点

母親のうつ病が子どもに与える影響は大きく，発達障害（たとえば認知機能の障害）が起きやすい．うつ病は慢性に経過しやすいので，軽症から中等症では発見が遅れ，治療も遅れる．そのため，母親の苦痛と育児への影響は免れない．子どもへの認知機能の障害は目立たないため放置され，成長してから問題となるケースが多い．このように，うつ病の母親による育児では子どもの発達は障害されやすいと考えられているが，母親に抗うつ薬を投与して治療すると，子どもの認知機能の低下が予防できる[18]．

また，よく泣く子，ぐずる子，よく寝ない子（unsettled baby）などは母親の育児への障害となる．このような子どもの態度は，母親の情緒不安定に対する反応である可能性もある．家族が増えることは，家族内の人間関係に多大な影響を与える．助産師，看護師および保健師は専門職として，以上のような問題を生活に結びつけ，女性として共感し，適切に対処する役割がある．

③ 産後うつ病へのサポートに必要な視点

産後うつ病では，妊娠に関連した多様な環境因子，心理社会的要因，ホルモン，性格，遺伝要因などの影響が研究されており，これらを統合したケア，治療および予防などが可能となっている．

妊娠や出産によりホルモン環境は著しく変動するが，特に胎盤から分泌されるエストロゲンやプロゲステロンは非妊時に比し極めて大量で，中枢神経へフィードバックをかけているが，それが胎盤娩出により急激に欠落し，プロラクチンの分泌促進をきたす引き金となっている（図 1-4）．女性では思春期，更年期などでもこのような大きなホルモンの増加や減少がみられる．出産後2～3日目から精神症状が出現することが多いのは，この内分泌変動と一致している．治療を進める上では，マタニティサイクルによるホルモン分泌の著しい変動を含む身体の変化に対応しなければならない．このように大

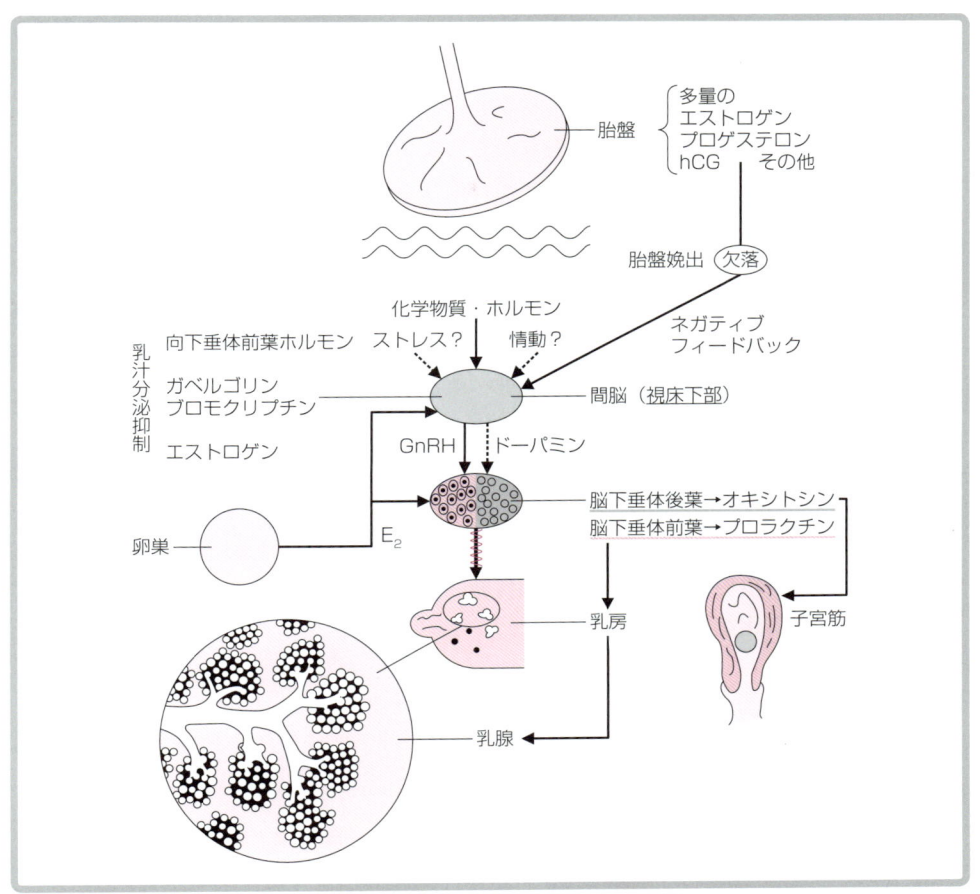

図1-4 子宮収縮と母乳分泌のメカニズム

分娩により胎盤が娩出されると，胎盤から母体の血漿中に分泌されていたホルモンが急激に消退するのでそのフィードバックを受けた視床下部の性中枢の神経細胞が刺激され，神経伝達物質や性腺刺激ホルモン放出ホルモン（GnRH）などを分泌する．その結果，下垂体前葉および後葉からプロラクチン，オキシトシンなどが分泌され，乳汁分泌，射乳および子宮筋の収縮などを起こす．これらの経路のいずれかを遮断すると乳汁分泌は抑制され，他方，乳児による吸啜の刺激は脊髄後根を介して上行し，下垂体後葉からのオキシトシン分泌を促進する．

きなホルモンの変動を伴った精神疾患を，非妊時の精神疾患と同様に取り扱うことはできない．ホルモンの中枢神経における影響は当然精神症状となってあらわれ，また，母乳分泌や子宮の復古にも影響する．そのため，妊娠や出産に特有の生物学的変化と育児中の母親への適切な対応やきめ細かな配慮が必要である．

　心理療法として夫や家族の支持が有効とされているが，Fisher, Roweなどによる産後うつ病の予防に関する研究はエビデンスが得られた数少ないトレーニング法である（第7章（p.135）参照）．

産前産後のメンタルヘルスは非妊娠時にみられる精神疾患と同じものなのか，それとも違う別の独立した疾患なのか，まだ不明の部分もあるが，母子の健康への影響が大きく，子どもを望む女性や家族にとって重大な問題である．特に，予期しない疾患の発生が多く，その対応は遅れがちになり，予防も困難である．

しかし，今後ますます産後のうつ病が増加することが予想されているため，周産期医療従事者は産後精神疾患の予防や早期発見に努めねばならない．

妊娠に関連したメンタルヘルスの問題は危険な状態であるが，現在の医療システムではそれに十分対応できていない．医師は多忙で，妊婦や産後の女性の心理の知識やスキルが不足しているほか，周産期メンタルヘルス領域の専門家の不足，対応の多様さなどが周産期のメンタルヘルスへの対応を困難にしている．

母親が精神科に入院した場合には，残された子どもの育児が問題となる．現代社会は，昔あった隣近所の社会的援助がなく，支援家族も少ない．育児休暇を取れることさえ知らない夫もいる．こうした問題を解決するためには，夫や社会に対する教育が必要であるほか，周産期のメンタルヘルスに関して，新しい治療や予防法の開発，さらに母子の治療や休養に十分な公的援助，産後の女性を支える民間サービスや社会的援助のシステム化などが必要である．

■ 文 献

1) Holmes TH and Rahe RH：The social readjustment rating scale. J Psychosom Res, 11：213-218, 1967.
2) 夏目 誠，村田 弘：ライフイベント法とストレス度測定．公衆衛生研究，42(3)：402-412，1993.
3) Paykel ES, et al.：Life events and social support in puerperal depression. Br J Psychiatry, 139：139-146 1980.
4) 融 道男・他：ICD-10 精神および行動の障害―臨床記述と診断ガイドライン．第1版，医学書院，1993.
5) 岡野禎治：日本周産期メンタルヘルス研究会．http://www.hac.mie-u.ac.jp/PSI_JAPAN/top.asp
6) 岡野禎治：日本版エジンバラ産後うつ病自己評価票（EPDS）の信頼性と妥当性．精神科診断，7(4)：525-533, 1996.
7) Cox JL, et al.：Detection of postnatal depression. Development of the 10-itim Edinburgh Postnatal Depression Scale（EPDS）. Br J Psychiatry, 150：782-786, 1982.
8) Tod EDM：Puerperal depression, a prospective epidemiological study. Lancet, 22：1264-1266, 1964.
9) Bandelow B, et al.：Panic disorder during pregnancy and postpartum period. Europian Psychiatry, 21：495-500, 2006.
10) Rambell, et al.：Panic disorder as a risk factor for post-partum depression；results from the Perinatal Depression-Research & Screening Unit（PND-ReScU）study. J Affect Disord, 122：139-143, 2010.
11) Dalton K：Prospective study into puerperal depression. Br J Psychiatry, 118：689-692, 1971.
12) Haywood, et al.：Is there evidence of an association between postnatal distress and premenstrual symptoms?. J Affect Disord, 99：241-245, 2007.
13) Bloch M, et al.：Risk factors associated with the development of postpartum mood disorders. J Affect Disord, 88：9-18, 2005.
14) Bloch M, et al.：Risk factors for early postpartum depressive symptoms. Gen Hosp Psychiatry, 28：3-8, 2006.
15) Clayton AH, et al.：Exploratory study of premenstrual symptoms and serotonin variability. Arch Women's Ment Health, 9：51-57, 2006.
16) Inoue Y, et al.：Fluctuating serotonergic function in premenstrual dysphoric disorder and premenstrual syndrome；findings from neuroendocrine challenge tests. Psychopharmacology, 190：213-219, 2007.
17) Iqbal MM, et al.：Effects of commonly used benzodiazepines on the fetus, the neonate, and the nursing infant. Psyatr Servi, 53(1)：39-49, 2002.
18) Buist A, Janson H：Effects of exposure to Dothiepin and Northiaden in breast milk on child development. Br J Psychiatry, 163：370-373, 1995.

第2章 産後うつと心理社会的発症要因

1 女性とうつ

　世界保健機関（WHO）は，うつ病は21世紀において最も危惧される病気の1つになると警鐘を鳴らしている．米国の約8,000人を対象とした疫学調査をみると，うつ病の生涯有病率は，女性21％，男性13％であり，女性が男性の約2倍である[1]．わが国においても一部の地域を対象とした研究では，うつ病の生涯有病率は，女性21％，男性8％であり[2]，女性のほうが多いことがわかる．とくに，その中でも，着目しなければならないのが産後の抑うつである[3]．産後うつ病の罹患率は，10～15％前後といわれ，産褥期でない女性と比較した研究では，産褥早期の発症頻度は産褥期でない女性に比べて3倍高いことが明らかにされている[4]．

　出産は，新しい家族の誕生という，母親やその家族にとって喜ばしい出来事である．それまでお腹の中にいたわが子と対面し，周囲の人々に祝福されながら子どもを腕に抱く母親は，誰の目にも幸せであるように映る．出産は女性にとって「一番幸福なこと」といわれているが，同時にライフサイクルのうちで最も心の問題をきたしやすい時期ともいえる．

　妊娠や出産はライフイベントの中でも大きな意味をもつ．親自身と同時に，親子関係の始まりとして子どもの初期の発達にも深く関連するものである．女性にとってこの時期は，娘や妻から母親への役割の変化や，経済的負担の増加，自分自身の就労継続の問題といったライフスタイルの検討をも含む多面的な心理社会的ストレスにさらされやすい．

2 うつと性差

うつに関する性差の理由はまだ十分には解明されていないが，女性独特の内分泌の変動などの生理学的要因や遺伝的要因と女性に特有の認知スタイル，性役割や予期せぬライフイベントなどの社会環境と心理社会的要素が，うつ病発症と深い関係があるといわれている[5]．

1 性差をもたらす要因

1）生理学的要因

生理学的には，思春期にうつ症状を訴えるのは男性よりも女性のほうが多く，これは，第二次性徴による性ホルモンの急激な変化が関連しているのではないか，また，更年期におけるうつ症状はエストロゲンの減少が影響していることを考えると性ホルモンが直接あるいは媒介して中枢神経系になんらかの影響を及ぼして不安や抑うつを生起させるのではないかとの見解もある[6]が，明らかにされていない．

2）心理社会的要因

心理社会的には，女性は男性と比べてネガティブな出来事を多く訴えることが明らかにされている[7]．ネガティブな出来事は不快な感情を想起させることから，女性は男性に比べて不快な感情をむき出しにしやすい．さらに，思春期には親，友人，異性との関係などさまざまな対人関係の変化が起こるが，女性は対人関係の平等性を重視することから，ストレスを感じることが多い．また，女性は相手の顔の表情などやその場の雰囲気，つまり外的な情報を手がかりにして情動を認識するが，男性では実際に自分自身に起こった身体的変化（動悸）などの内的な情報を手がかりにして情動を認識するといった情動の知覚のプロセスに性差があるのではないかとの報告もある[8]．

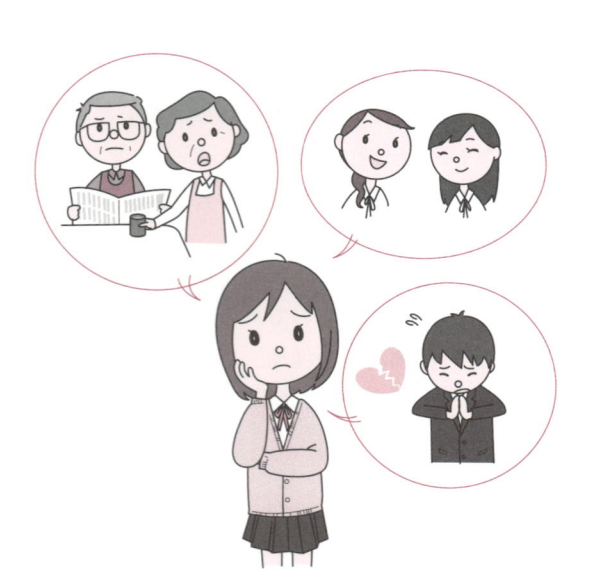

女性は「悲観的な帰属スタイル」であることの指摘もある．これは児童期および思春期において親や教師などの周囲の人々が男児の行動に対して積極的に反応するのに対して，女児の行動は周囲から見過ごされ

ることが多く，そこから女児は自分の行動が環境に与える影響が少ないことを学習して，コントロール不可能感が引き起こされて悲観的な帰属スタイルが形成されるのではないかと考えられている[9]．

3 産後のストレス

1 発生要因

結婚や出産は，本来喜ばしいものと受け取られがちだが，女性にとって危機となる可能性がある[10]．女性はライフサイクルでさまざまな分岐点を経験し，そのたびに選択を迫られている．

女性にとって，母親になる過程における生活の変化は，喜びでもあり，また同時に大きなストレスともなりうる．妊娠や出産，育児により，自分自身が大切にしていた仕事や趣味などをあきらめざるを得なかったり，今までの人間関係や価値観の変更を余儀なくされることもある．しかし，妊娠・出産は「おめでとう」という言葉によって周囲の人々から祝福される出来事であり，その過程で起こりうるストレスには，家族や周囲の人々，専門家にも気づいてもらえないばかりか本人でさえ気づかない場合もある．つまり，女性にとって妊娠や出産，育児は，対人関係の変化や喪失体験，役割葛藤などに直面する契機にもなり，心理的・身体的にさまざまな影響を与える．そして，それにより女性のメンタルヘルスが低下すれば，胎児や子どもの発達，配偶者にも悪影響を及ぼすことになる．

出産後の母親にはさまざまなストレスが考えられる（表2-1）．核家族化・高学歴化・女性の職場進出・晩婚化・少子化・出産の価値など，時代とともに女性の思考や価値観も変化し，育児においても脆弱性が見られるようになり，過去にはストレスにはならなかったこともストレスと感じるようになった（図2-1）．

これらのストレスの中には，産後の女性が自分から進んでサポートを受けることができれば軽減されるものや，誰しも多少は我慢せざるをえないものもある．しかし，ストレスの原因が出産や子どもであると捉えることで今さら逃げられない状況に混乱を生じてしまうことがある．産後の女性自身が前向きにその事実と向き合うことで解決策を立てたり，考え方を変えるように努力したりすることで改善は望める．また，家族内で援助しあえるような環境づくりも重要である．

表2-1 産後の育児ストレス

1.	育児能力不足：自己評価と他者評価
2.	母親一人にかかる責任感
3.	時間的拘束
4.	育児による体力の消耗
5.	母乳不足
6.	育児に対する低評価（母親だからできて当たり前）
7.	孤独感
8.	他者との比較

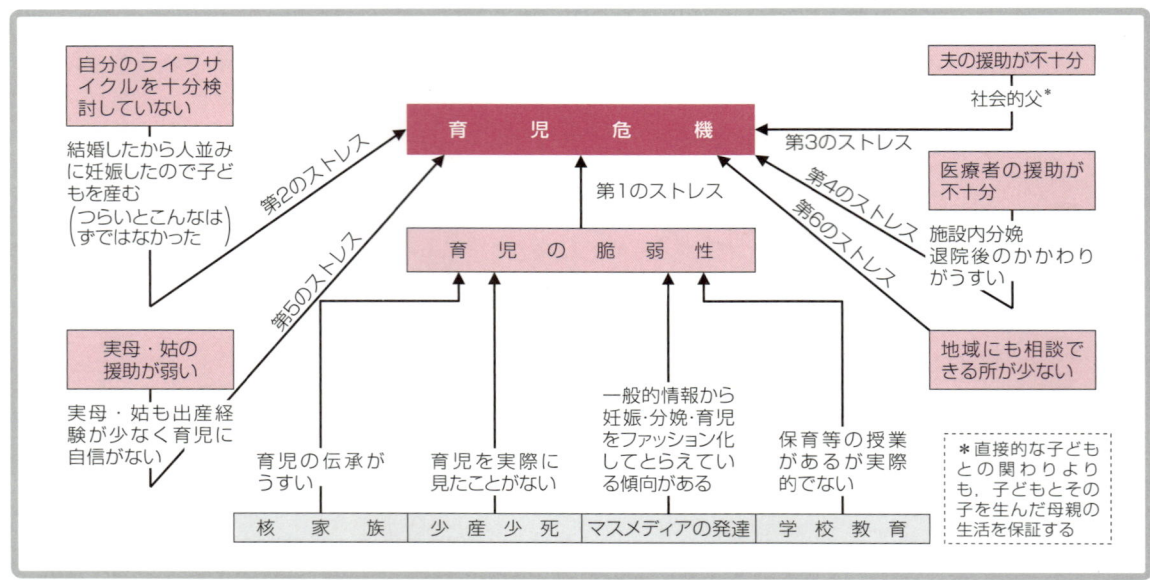

図 2-1　核家族における退院直後の育児ストレス分析
(久米美代子：妊娠・分娩・産褥・育児期を通してみた夫婦の感情の変化の研究. 母性衛生, 36(2)：352-357, 1995)

② 発生メカニズム

　分娩直後は，内分泌的変化と生活リズムの急激な変化から，ストレス耐性が低下しており，精神的にも身体的にも脆弱な状態である．このような時期に産後に起こるさまざまなストレス要因が影響していると考えられる．図2-2にストレスモデルを用いた産後

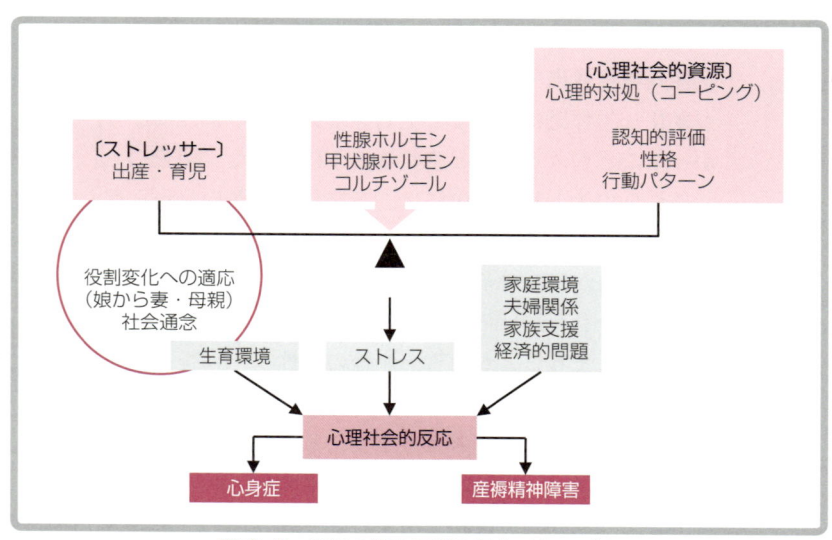

図 2-2　産後の精神問題の発生メカニズム
(木内千暁：上手につきあう産褥精神障害：産後の精神障害とその治療（その1）．ペリネイタルケア，20：966-971, 2001)

の精神問題の発生メカニズムを示した[12].

　ストレッサーが心理社会的資源とのバランスで重過ぎる場合に，精神問題へのフローチャートが下位に進む．同じ強さのストレッサーが同時に何人かに加わったとしても，ストレッサーがストレスとならない場合もある．また何度も同様のストレッサーに暴露されることで，それが経験となり，コーピング力がつくことがわかっている．そのように考えると，産後うつ病も経産婦より初産婦に発症が多い理由が理解できる．初産婦には心理社会的資源を変えていくことがコーピング力をつけることにつながる．

　また，日本人は欧米人と比較すると，忍耐強く感情を外に出さない傾向が強いので自ずと身体化される頻度が強くなると考えられている．

３ ストレス適応機構

　人間は，ストレスを受けるとそのストレスに対して脱感作する脳内機構が作動して適応する．これに対して，強烈なストレスあるいは持続するストレスにさらされた場合は，神経伝達物質が過剰に放出され，その受容体も過剰に刺激される．また，ストレス応答に重要な役割をしている視床下部，下垂体，副腎系の機能障害によるグルココルチコイドの上昇が，なんらかの形で脳内の神経可逆性に影響を及ぼし，ストレスに対して逆に過敏になって，より弱いストレスでも破綻をきたしてしまう．その脳内分子機構はまだ不明である．最近のうつ病や適応障害の増加は，遺伝的要因だけでは説明困難であり，この負の適応機構によるストレス脆弱性が密接に関連していると推測される．一方，遺伝的素因を有する者にとっても，正の適応機構により発症せずにすんでいたのが，負の適応機構により発症閾値が低下し，内因性精神疾患も誘発されやすくなると考えられる．

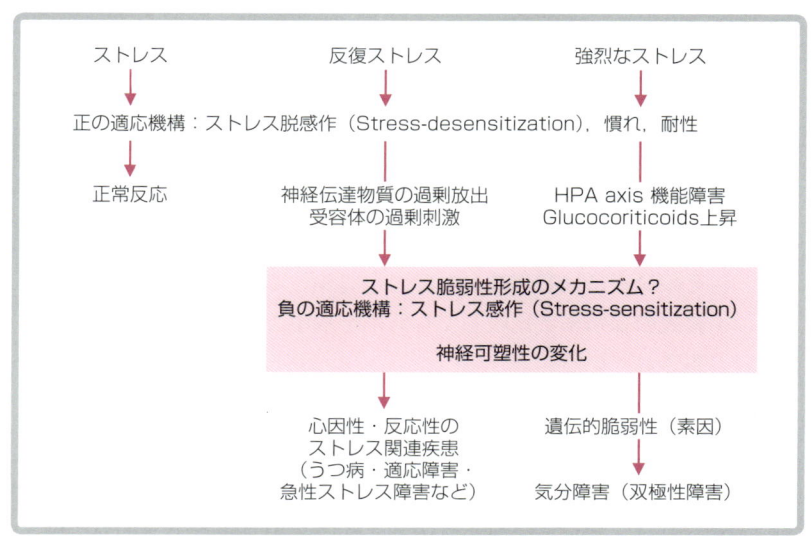

図2-3　ストレス適応機構の脳内メカニズム
（山脇成人：不安とうつの基礎医学．樋口輝彦・他編集，ストレス適応とうつ病の脳内メカニズム，pp.43-63，日経メディカル開発，2004）

記憶の回路は Papez の回路として有名であるが，これは情動の回路とかなり共有している部分がある．この回路には扁桃体，海馬，視床などの大脳辺縁系が含まれており，生命の維持や種の保存に必要な原始的な本能や感情に重要な役割を果たしている．視床は外部からの情報を脳の適切な部分に送り出す．扁桃体は快・不快の価値判断をし，海馬は記憶と密接な関係があるとされるが，これらから生み出される複雑な感情や衝動を前頭前野が統合して調整しているといわれている[13,14]．

4　産後うつ病の概要

1　発症要因

産後のうつ病の発症要因はさまざまであり，1つに限定できるものではない．今までのうつ病の研究者らは多因子が関与していることを示し，それらの要因は相互に影響し合っていることを報告している[15]．

1）生物学的要因

生物学的要因としては妊娠や出産による内分泌の変化，脳神経細胞における遺伝子の関与や性格，素質，精神障害の既往歴などがある．妊娠による著しい内分泌的変動は，当然脳神経系への影響するものと考えられるが，いまだにその確証はなく，神経伝達物質に関する一致した詳細な情報は少ない．最近では，エストロゲン・レセプターが神経伝達物質のシステムに影響を及ぼすことが判明している．遺伝学研究によると，産褥精神病に移行しやすい双極性障害の女性では，セロトニン（5-HT）トランスポーター遺伝子の中で12対立遺伝子が増加することが指摘されている[16]．

2）心理社会的要因

心理社会的要因として，妊婦の不安やストレスなどのリスク因子が関与する．わが国の里帰り分娩した妊婦は，欧米の産後精神障害の発症に比べ軽症で頻度が低いことから，その発症には心理社会的要因が関与していると考えられており，また，カナダの日本人移民の罹病率と比較しても低率を示すことから生物学的要因より心理社会的要因が重要視されている[17]．

3）産後の抑うつに関するリスク要因

今までに明らかにされてきた産後の抑うつに関するリスク要因をみると，妊婦はだれでも新しい役割に対する不安や葛藤があり，抑うつへの誘因となりうる．うつ病をはじめとして，精神症状のために精神科の受診歴があること，または心理的な悩みやストレスで学業や仕事に支障が生じ，心療内科を受診したりカウンセリングを受けたりした経

験がある場合などの精神疾患の既往歴，妊娠中や出産後早期に，夫や家族との離別や死別などの予期せぬライフイベントがあることや人生早期に親，特に母親を亡くしたこと，親しい人の喪失との関係も指摘されている．人生早期に重要な他者を喪失したことが愛着の形成に影響を与えているとも推測される．

産前の夫婦関係に問題がある場合や夫の暴力，未婚の母（シングルマザー），家族の対立（嫁姑問題）も産後の抑うつのリスク要因になるといわれている．

さらに，リスク因子として夫やパートナーとの関係が不安定で十分な支援が受けられないことや不本意な離職体験や貧困がある．その他にも産科合併症，帝王切開や鉗子分娩などの分娩時の外科的介入，未熟児および多胎妊娠などによる母親の疲労も関与する．アルコールや薬物の依存，また，母親の性格としては，自己効力感や自尊感情の低さ，対人的敏感さがリスク要因とされている．

❷ 発症メカニズム

抑うつ発症のメカニズムについては，否定的な出来事があったときに，機能不全の態度や，否定的な推論スタイルで認知するために抑うつが生じるとするモデルを改良し，一般的認知脆弱性―ストレス交互作用モデル（図2-4）を提案している[19]．それによれば，否定的な出来事が生じた後には，だれでも否定的な感情が生じるが，認知的な脆弱性のある人は，この最初の否定的な感情が持続し増加する．また，認知的脆弱性については，領域特殊性を考慮することが必要であり否定的な出来事が，各自の人間関係など敏感な領域で生起した場合に，他の領域で起こった時よりも抑うつの増加に結びつきやすいと考えられている．

産後の抑うつが生じるメカニズムをこのモデルに照らして考えると，妊娠から出産にともない，身体的・心理的・社会的変化が起こり，そのために否定的な感情が生じる機会が多くなる．また，この時期特有の，妊娠・出産・子育てに関するさまざまな要因に対する敏感さも抑うつの継続に貢献していると推測できる．抑うつになりやすい人は，考え過ぎな性格や，自分への注意の向きやすさ，否定的な出来事の後に自己に注目する

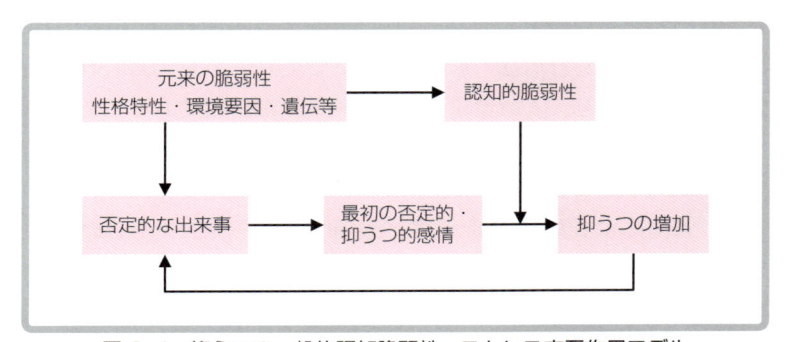

図2-4 抑うつの一般的認知脆弱性―ストレス交互作用モデル
（Hankin BL, Abramson LY：Development of gender differences in depression；an elaborated cognitive vulnerability-transactional stress theory. psychol Bull, 127（6）：773-796, 2001）

スタイル，完全主義志向などの認知的な特徴があることが知られている[20〜22]．初産で産後抑うつだった場合，第2子の出産後も抑うつになる傾向が認められる[23]との知見がある一方，リスク要因には通常のうつに関与する要因との重なりが多く，妊娠や出産に特定的なものではないとの意見もある[24]．

さらに，産後抑うつが解消されずに継続する要因としては，子どもの睡眠の悪さや産前の抑うつの経験，離婚や，社会経済的地位が低いこと，ライフストレスなどがある．

3 産後抑うつ状態が及ぼす影響

産後抑うつ状態のリスクの1つは，養育態度に影響が及ぶことである．抑うつ状態の母親は子どもに対する愛情や働きかけ，子どもの声に対する反応が少なく，子どもに対する好意的な態度が乏しいことが報告されている[25]．

抑うつ状態にある母親は，わが子を育てにくい子と判断する傾向があり，また子どもの気質をネガティブに捉えていたという研究もある[26]．子どもの気質の難しさが母親のうつ状態に影響するということも考えられる．これは，母親が抑うつ状態にあるために，子どもへの反応性の低さがネガティブな判断を引き起こすのか，子どもの気質の難しさが母親の抑うつ状態を促進するのかは明確にはなっていない．しかし，産後の抑うつ状態は，母親自身の精神的健康を脅かすだけでなく，子どもにもリスクの高いものになる．

産後の抑うつは，産後自然に回復するとの見解もあるが，長引くと母子相互作用や子どもの発達にも影響を与えることになる．そのため予防策を見い出すことは，母親本人だけでなく，母親を取り巻く周囲の人々にとっても意義深いことである．

5 産後抑うつ状態の関連要因

1 抑うつに関する内的要因と環境要因

親への移行期は，家族が増えることによる家族関係の変化や，サポートネットワークの変化など，人的環境が大きく変化する時期である．また子どもが生まれることによって母親の行動範囲が制限される，生活リズムや家庭内環境の変化などの物理的な環境の変化も起こる．特に初産婦が体験する環境の変化は顕著である．母親として新しい環境に適応するためには，適切な情報の処理や，夫や実母のサポートなどの安定した人間関係が要求される．この時期に，内的作業モデルは母親の行動に大きく影響を及ぼすと考えられる．ボウルビィは，この内的作業モデルを通して，自分は信頼される人物であり，他者は自分のことを支えてくれるという確信をもち，さまざまな危機を乗り越えられることを示している．

1）内的要因

（1）愛着

　数多くの内的要因のなかで，抑うつ状態の要因の1つと考えられているのが母親自身の愛着である．

　愛着とは，特定の人物との間に築かれた情緒的な絆であると考えられており，乳幼児期に安定した愛着関係が築けない場合，その後長期にわたって個人の社会的適応が阻害されることになる[27]．安定傾向の高い人は自己や他者に対する肯定的なイメージをもちやすいため，他者との親密性や信頼感を築きやすく，他者との相互依存的な関係をもつことができる．反対に回避傾向の高い人は，他者へ親密性や信頼感をもつことにおそれがあり，他者と距離をとることを好む．またアンビバレント傾向の高い人は，自己や他者への否定的なイメージをもつ一方，相互依存への強い欲求をもつために，対人関係が不安定になりやすいという特徴がある．

　以上のように母親の愛着スタイルは産後抑うつ状態の要因であり，不安定な愛着スタイルは，母親の抑うつ度を高めるものと考えられる．

（2）マスタリー

　マスタリーとは，さまざまな出来事や問題に対して，自分自身がそれをうまくコントロールできるかどうか知覚する程度のことである．困難な状況へのコントロール感をもつことは，適切な対処行動ができることなので，状況にふさわしい対処行動をとるための内的要因の1つとされている．

　出産前後の時期は，人的・物理的な環境の変化に加えて，子どもへの対応など，日常的な問題への対処に追われやすく，ストレス状態や抑うつ状態になりやすい．妊娠期にマスタリーが高いほど，出産後約1カ月の抑うつ度が低いことが示されている[28]．つまり，環境に対するコントロール感が低い母親ほど，抑うつ状態に陥りやすいということになる．

2）環境要因

　環境から派生する人的・物理的要因には，ストレス，ソーシャルサポート，個人の環境への働きかけである対処行動などがある．

（1）ストレス

　抑うつ状態発生要因の1つに母親のストレスがあげられる．日常的ストレスは，日常生活において不快な情動反応を引き起こし，頻繁に体験される出来事である．家事や仕事，対人関係，育児など，日常生活に関するさまざまな問題が含まれる．日常的ストレスは出産1～2カ月後の時点で抑うつ状態と強く正の関連を示すことが報告されている[29]．つまり産後に日常的ストレスが高い母親は，抑うつとなりやすいといえる．

　次にライフイベントである．ライフイベントは，病気や失職，死別など生活上の重大な出来事であり，心理的負担を伴うものである．ライフイベントも，日常的ストレスと同様に産後抑うつ状態と関連することが明らかにされている[30]．妊娠期のライフイベン

ト度が高いほど，出産1～2カ月後の抑うつ度が高くなることが示されている[31]．妊娠期にライフイベントの影響を強く受けると，それによる心理的負担は産後に至っても母親の精神的健康を脅かすといわれている．

育児に関連するストレスは，産後の母親が体験するさまざまな育児上の困難な出来事である．日常的なストレスの中で，夜泣きや授乳の問題，子どもへの接し方といった育児に関する出来事といえる．育児関連ストレス度が高いほど抑うつ度が高いという産後抑うつ状態との強い関連が示されている[32]．このように，ストレスは，日常レベルからライフイベントに至るまで，母親の抑うつ状態に影響を及ぼすリスクの高いものである．

(2) ソーシャルサポート

夫のサポートは，愛着がアンビバレントな妻の産前産後の抑うつを緩和する．産前のソーシャルサポートは，産後の養育効力感を介して抑うつに寄与するなど，抑うつに対する有効性が支持されている．その一方では，その効果は限定的で，育児ストレスに対するサポートの緩衝効果は初産婦においてのみ認められ，かつ育児ストレスの強度が中程度までであるとの報告もある[33]．

ソーシャルサポートは，ある出来事がストレスフルなものかどうか認知的に評価される時や，心身の反応が引き起こされる時に作用し，ストレスフルな出来事が心身へ及ぼす悪影響を軽減する働きをする．主要なサポート源は夫であり，産後1カ月時点の育児ストレス度が低～中程度のときに限り，夫からのサポートの効果がみられたことも報告されている[34]．森永[35]によれば抑うつ状態に効果的なサポート源は，産後1カ月は夫，4カ月後には親戚や友人，1年後には家族・親友以外の重要な人物へと変化し，母親の対人ネットワークは継続的に広がっていくとされている．

また，武田[36]らは，産後3～4カ月の時点で夫からの情緒的サポートが最も効果的であるとしている．情緒的サポートは，他者が話を聞いてくれる，一緒に問題解決を考えてくれるなど，情緒的安定をもたらすものである．

産後しばらくは母親の行動が制限されやすく，対人ネットワークが限られるため，必然的に夫のサポートの需要が高まるが，その後の行動範囲や対人ネットワークの広がりに伴い，夫以外のサポート源が重要になっていくのであろう．つまり，産後抑うつ状態を起こさないためには，出産後は夫から十分なサポートが得られることが必要である．しかし，その後は夫からのサポートだけでは不十分であり，母親の身近な人を含めた広いサポート源を獲得することが必要である．そのためには妊娠期から多くのサポート源をもつことが重要である．

その他には，医療関係者による妊娠期のサポートが，産後約1カ月の抑うつ状態の発症を抑制することやネットワークから得られる妊娠期のサポートが，産後8週後の抑うつ状態の発症を抑制することも認められている[37]．

(3) 母親の対処行動

母親自身が，問題となる出来事に対してどのような対処行動をとるかによっても抑うつ状態は左右されると考えられる．対処行動とは，「個人のあらゆる資源を超えると判断された特定の外的・内的な問題を，適切に処理していくための認知的・行動的努力」[38]

である.

　対処行動にはいくつかの種類があり, 問題焦点型と情動焦点型の2つに類別される[38]. 前者には問題を明らかにすることや解決策を思考すること, 実行することなどが含まれる. 後者は, 情動的な苦痛を軽減することが目的であり, 問題を回避することや問題の肯定的な側面を見つけるなど認知的な処理を中心とするものである.

　産後の抑うつ状態と対処行動との関連についての検討例は少ないが, 産後1カ月の時点で, 問題焦点型の対処行動が多いほど抑うつ度が低く, 情動焦点型の対処行動が多いほど抑うつ度が高くなることが明らかにされている[39]. これらの結果から, 抑うつ度を軽減するためには, 先延ばしや回避するなどの認知的な処理よりも解決のために積極的な行動をとることが有効であるといえる.

3）その他の規定要因

　自尊感情と環境要因に関しては, 産後1〜2カ月の時点において, 自尊感情を介して日常的ストレスが抑うつ状態と関連することが報告されている[30].

　産後抑うつ状態に影響する要因としては, 年齢や出産に関するリスクなどがあげられる. 若年の母親ほど, 産後1〜4カ月にかけての抑うつ状態が持続されやすいことが報告されている[37]. さらに妊娠期の体重超過や妊娠中毒症（妊娠高血圧症候群）, 出血といった妊娠に伴う身体的なリスクが抑うつ状態を予測するとされている[40]. また, 妊娠期の抑うつ状態も産後の抑うつ状態の予測要因であり, 妊娠期の抑うつ度と産後の抑うつ度には連続性がみられることが多くの研究で認められている[31].

　以上のことから, 年齢の低い母親や妊娠から出産にかけての身体的リスクを抱える母親, 妊娠期に抑うつ傾向の高い母親は, 出産後抑うつ状態になりやすいため注意が必要である. これらの要因は, 内的要因に比べて母親自身や周囲の人に把握されやすいため予防の手立ての1つになり得る.

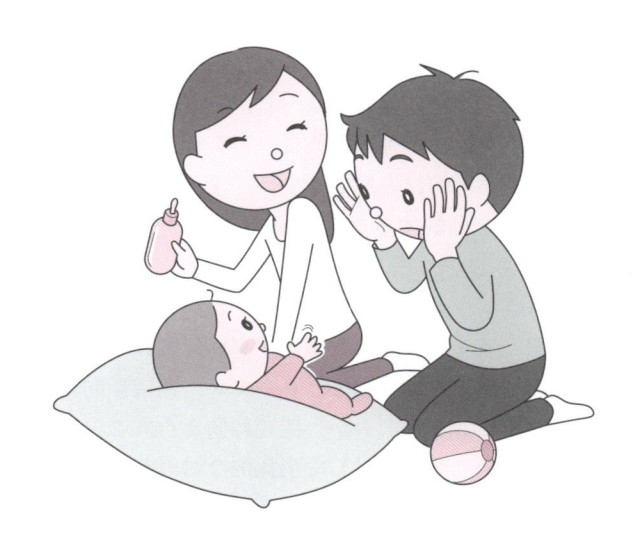

6 内的要因と環境要因との関連性

　内的要因と環境要因は，それぞれ抑うつ状態への直接効果をもつだけではない．内的要因は環境への認知や働きかけに影響するため，個人が知覚する環境要因は，内的要因の影響を多分に受ける．また環境要因によって内的要因が影響される場合も考えられる．このような視点から産後うつの発生メカニズムを，吉田[41]は，サポートやストレスの環境要因のリスクと，愛着スタイルなどの対人関係に関する内的要因のリスク，および子どもの発達リスクから産後うつ病の発生モデルを提案している（第5章 p.105，図5-2参照）．
　これまでリスク要因は並列に示されてきたが，このモデルは内的要因と環境要因との関連性に着目している．

1 愛着スタイルと環境要因との関連

　愛着スタイルは，個人の対人関係のあり方に強く影響する．母親がどのようなサポート源をもち，そこからどのようなサポートを得るかは，対人関係のあり方と密接に結びつくため，愛着スタイルはサポートへの影響要因の1つと捉えることができる．実証的研究は少ないがアンビバレント傾向の高い母親は，夫からのサポート量の減少を知覚するため，抑うつ度が高くなることが明らかにされている[33]．
　不安定で愛着スタイル傾向の高い母親は，対人関係の問題をはじめとする日常的なさまざまな出来事をネガティブに認知する傾向が高いと考えられることから，愛着スタイルとストレスにも関連性があることが推測される．
　つまり母親の不安定な愛着スタイルがストレスと関連して抑うつ状態に影響する可能性も考えられる．また，愛着スタイルは，対処行動とも関連する．愛着スタイルの安定傾向の強い者は，他者への信頼感が強いため，サポートを求める行動をとりやすい．アンビバレント傾向の強い者は，自分や他者についても否定的イメージをもちやすい一方，他者への依存欲求が強いために，自らサポートを得るなどの行動をとるのが難しく，問題について黙考的に心配しやすい．また回避傾向の強い者は，問題から距離をとりやすいため感情を抑制するなど直接的な解決を避けるような行動をとりやすいと考えられる．
　このように，抑うつ状態のリスクが高いのはアンビバレント傾向と回避傾向の強い母親である．アンビバレント傾向の高い母親は，サポート知覚量が低下しやすく，問題に対して認知的な対処行動をとりやすい．回避傾向の強い母親は，サポート量に影響をされることはほとんどないが，問題に向き合うことを避ける傾向がある．サポート不足を感じる母親や，問題に対して消極的な対処行動をとる母親の背景には，母親自身の不安定な愛着スタイルが作用している可能性が考えられる．

❷ マスタリーと環境要因との関連

　マスタリーは，さまざまな出来事へのコントロール感であり，環境に働きかけるための内的資源である．ストレスが少ない状況で，マスタリーが高い母親は多くのサポートを獲得しており，マスタリーが高い母親は，状況に応じて環境に働きかけることができるといえる．マスタリーと環境要因が，産後抑うつ状態に及ぼす影響はマスタリーの直接効果だけではなく，ストレスやサポートを介したマスタリーの間接効果であるとしている[28]．マスタリーが低い母親は，妊娠期のストレスが高い場合や，産後の夫からのサポートが少ない場合に抑うつ状態になりやすいことが明らかにされている．

　以上，産後抑うつ状態の内的要因・環境要因の関連性について述べてきた．愛着スタイルのように，ある程度の経時的，状況的な一貫性や安定性をもつと考えられる内的要

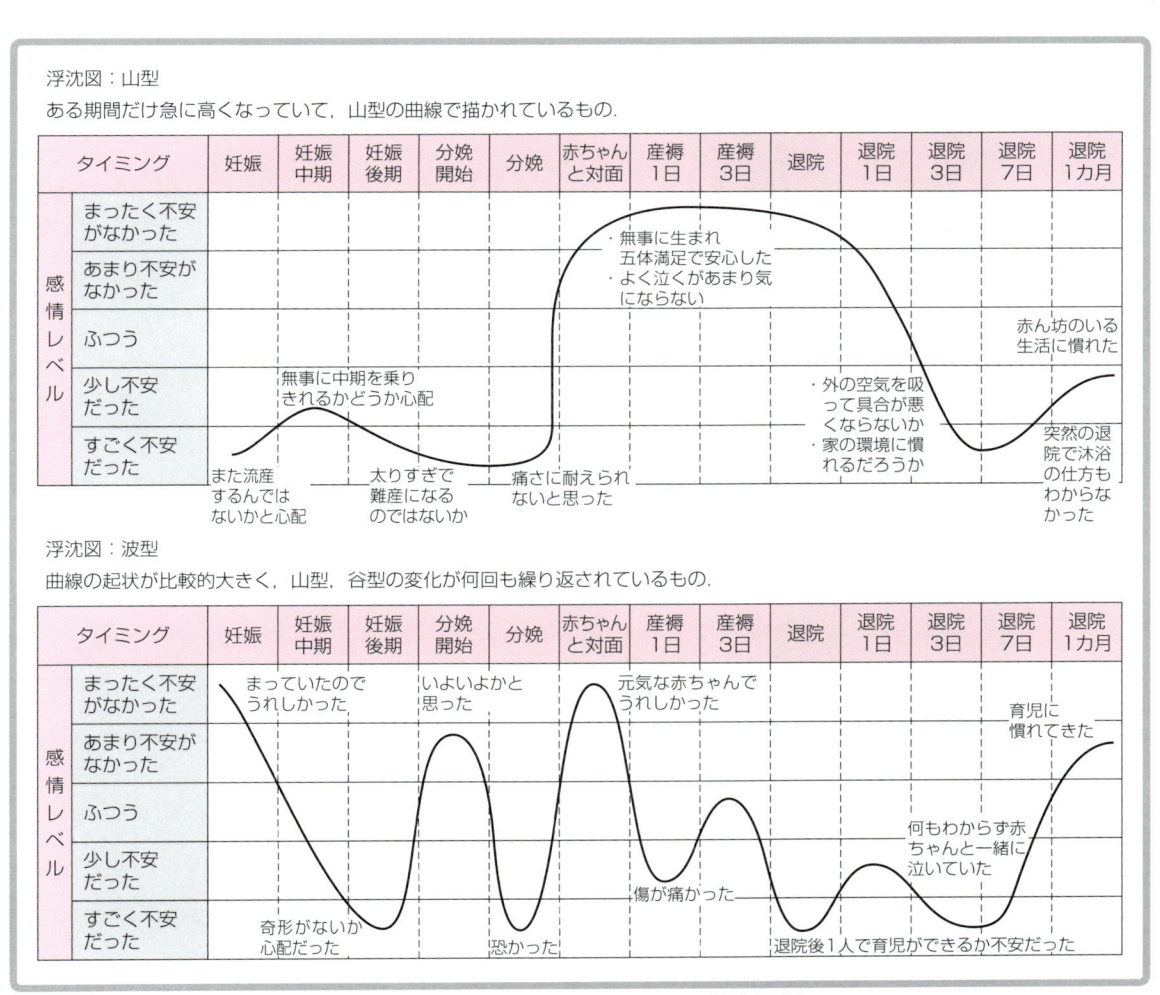

図2-5　妊娠から産後1カ月までの感情浮沈図
(久米美代子：妻から親への社会化過程—子どもの誕生によっておこる問題—．日本ウーマンズヘルス学会誌，1：27-35，2002)

因が，状況依存的な環境要因を介して抑うつ状態に影響を及ぼすということも想定できる．その一方では，自尊感情のように，内的要因が環境要因によって影響されることも考えられる．したがって，内的要因と環境要因は一方通行ではなく双方向に働いているということができる．たとえば，周囲の人が産後の母親をサポートをしようとしても，本人が拒否してしまう背景には，不安定な愛着スタイルが影響しているかもしれない．小さな出来事にもストレスを感じやすく，ストレスを抱えやすい母親は，否定的な自己観をもっているのかもしれないので母親の個性を大切にし，理解した上で，その人にあった適切な個別的援助のあり方を考えることが必要である．

筆者は子どもの誕生によって起こる問題に対する感情について，クロノグラフを応用した感情浮沈図を用いて46名の母親に調査した．対象者の主観によって描かれた曲線の姿はさまざまであり，それらは，1つとして同じ形はなく極めて多様であった．曲線の細かな変化に視点をおくのではなく，客観的にみると曲線の変化を全体として分析したのが図2-5である[42]．

「産後だから」「子どもに手がかかるから」と，産後抑うつ状態のような心理的な問題は，産後の肥立ちが悪いという一言で片づけたり，育児疲れによる一過性のものと見過ごしてはならない．

産後の母親のQOLを高めるためには，家族を中心とする母親を取り巻く人々が，母親の状態を適切に理解し援助することが重要であり，専門家はそれを促進するような働きかけを行う必要があろう．

■ 文　献

1) Kessler RC, et al.：Lifetime and 12-month prevalence of DSM-Ⅲ-R psychiatric disorders in the United States. Arch Gen Psychiatry, 51(1)：8-19, 1994.
2) 藤原茂樹：一般人口におけるうつ病の頻度および発症要因に関する疫学的研究．慶應医学，72(6)：511-528, 1995.
3) Davidson RJ, Irwin W：The functional neuroanatomy of emotion and affective style. Trends Cogn Sci, 3(1)：11-21, 1999.
4) 岡野禎治：妊娠・産褥期—最近の予防・介入に関した知見—．日本臨床，65(9)：1689-1693, 2007.
5) Kessler RC：Epidemiology of women and depression. J Affect Disord, 74(1)：5-13, 2003.
6) Steiner M, et al.：Hormones and mood：from menarche to menopause and beyond. J Affect Disord, 74(1)：67-83, 2003.
7) Bebbington P, et al.：Life events and psychosis：Initial results from the Camberwell Collaborative Psychosis Study. Br J Psychiatry, 162：72-79, 1993.
8) Craske MG：Origins and phobias and anxiety disorders：why more women than men?. pp.175-203, Elsevier ltd, Oxford, 2003.
9) Barlow DH：Origins of anxious apprehension, anxiety disorders, and related emotional disorders. In Anxiety and its disorders, pp. 252-291, The Guilford Press, New York, London, 2002.
10) 上島国利監修，平島奈津子編：女性のうつ病がわかる本．p23, p77, p160，法研，2006.
11) 久米美代子：妊娠・分娩・産褥・育児期を通してみた夫婦の感情の変化の研究．母性衛生，36(2)：352-357, 1995.
12) 木内千暁：上手につきあう産褥精神障害；産後の精神障害とその治療（その1）．ペリネイタルケア，20：966-971, 2001.
13) Davidson RJ：Anxiery and affective style；role of prefrontal cortex and amygdala. Biol Psychiatry, 51(1)：68-80, 2002.
14) 山脇成人：不安とうつの基礎医学．樋口輝彦・他編集，ストレス適応とうつ病の脳内メカニズム，pp.43-63, 日経メディカル開発，2004.
15) 北村俊則：周産期メンタルヘルスケアの理論．pp. 10-12, 医学書院，2007.
16) 岡野禎治・他：産後うつ病ガイドブック．pp. 10-11, 南山堂，2006.

17) Okano T：Clinicoendocrine study of maternity blues. Mie Medical Journal, 39：189-200, 1989.
18) Price JL, et al.：Networks related to the orbital and medial prefrontal cortex；a substrate for emotional behavior? *Prog Brain Res*, 107：523-536, 1996.
19) Hankin, BL, Abramson LY：Development of gender differences in depression：an elaborated cognitive vulnerability-transactional stress theory. psychol Bull, 127(6)：773-796, 2001.
20) Nolen-Hoeksema S, Morrow J：Effects of rumination and distraction on naturally occurring depressed mood. Cognition & Emotion, 7：561-570, 1993.
21) Pyszczynski T, Greenberg J：Self-regulatory perseveration and the depressive self-focusing style；a self-awareness theory of reactive depression. Psychol Bull, 102(1)：122-138, 1987.
22) 桜井茂男，大谷佳子："自己に求める完全主義"と抑うつ傾向および絶望感との関係．心理学研究，68(3)：179-186, 1997.
23) Cooper PJ, Murray L：Course and recurrence of postnatal depression. Evidence for the specificity of the diagnostic concept. Br J Psychiatry, 166(2)：191-195, 1995.
24) Whiffen. VE：Is postpartum depression a distinct diagnosis? Clinical Psychology Review, 12：485-508, 1992.
25) Livingood AB, et al.：The depressed mother as a source of stimulation for her infant. J Clin Psychol, 39(3)：369-376, 1983.
26) Austin MP, et al.：Maternal trait anxiety, depression and life event stress in pregnancy；relationships with infant temperament. Early Hum Dev, 81(2)：183-190, 2005.
27) 黒田実郎・他訳：母子関係の理論Ⅲ；愛情喪失．岩崎学術出版社，1981.
28) 小林佐知子：初産婦の抑うつ状態におよぼすマスタリーの影響．心理臨床学研究，24(2)：212-220, 2006.
29) Powell SS, Drotar D：Postpartum depressed mood-the impact of daily hassles. J Psychosom obsterics and gynecol, 13：255-266, 1992.
30) Hall LA, et al.：Self-esteem as a mediator of the effects of stressors and social resources on depressive symptoms in postpartum mothers. Nurs Res, 45(4)：231-238, 1996.
31) Whiffen VE：Vulnerability to postpartum depression；a prospective multivariate study. J Abnorm Psychol, 97(4)：467-474, 1988.
32) 佐藤達哉・他：育児に関するストレスとその抑うつ重症度との関連．心理学研究，64(6)：409-416, 1994.
33) Simpson JA, et al.：Adult attachment, the transition to parenthood, and depressive symptoms. J Pers Soc Psychol, 84(6)：1172-1187, 2003.
34) Hisata M, et al.：Childcare stress and postpartum depression：An examination of the stress-buffering effect of marital intimacy as social support. Res Soc Psychol, 6：42-51, 1990.
35) 森永今日子・他：出産後の女性におけるソーシャルサポートネットワークの変容．心理学研究，74(5)：412-419, 2003.
36) 武田 文・他：産後の抑うつとソーシャルサポート．日本公衆衛生雑誌，45(6)：567-57, 1998.
37) Cutrona CE：Social support and stress in the transition to parenthood. J Abnorm Psychol, 93(4)：378-390, 1984.
38) 本明 寛・他訳：ストレスの心理学―認知的評価と対処の研究．実務教育出版，1991.
39) Terry DJ, et al.：Depressive symptomatology in new mothers；a stress and coping perspective. J Abnorm Psychol, 105(2)：220-231, 1996.
40) O'Hara MW, et al.：Prospective study of postpartum depression：prevalence, course, and predictive factors. J Abnorm Psychol, 93(2)：158-171, 1984.
41) 吉田敬子：母子と家族への援助―妊娠と出産の精神医学．金剛出版，2000.
42) 久米美代子：妻から親への社会化過程―子どもの誕生によっておこる問題―．日本ウーマンズヘルス学会誌，1：27-35, 2002.

第3章

周産期の気分障害における臨床診断と治療法

1 はじめに

　世界保健機関（WHO）が実施した，障害調整生存年（DALY）による疾病負荷の将来予測によると，うつ病は2020年には総疾病ランキングの第2位になるといわれ，女性のメンタルヘルス対策では重大な対象疾患である．特に，周産期に出現するうつ病の有病率は10〜15％といわれ，女性のライフサイクルの中でも，周産期はうつ病のリスクの高い時期に相当する．

　例えば，英国の王立産婦人科学会が発表した2001年の報告書[1]によると，WHOが推奨する後発妊産婦死亡（late maternal deaths　妊娠終了後満42日〜1年未満の死因）を加えて調査したところ，精神医学的要因による妊産褥婦の死因の実態が明らかになった．さらに，英国統計局の統計と連携した調査[2]では，2期（6年間）にわたって母体死因の中で精神医学的死因の占める割合が24〜25％，さらに自殺の占める割合が13〜16％と高いことが判明した．

　一方，未治療の産後うつ病では，長期短期にかかわらず，乳幼児に対する発達への影響（認知機能，情動および社会的，行動学的な発達）が発生することが知られている．最近の英国でのコホート調査 ALSPAC*：Avon Longitudinal Study of Parents and Children の研究報告では，妊娠期に強い不安を受けた女性の子どもでは，青年期までの長期間にわたり，行動学的・情動的問題が観察され，妊娠期のストレスや不安が胎児—胎盤系にも影響するという fetal programming という概念が注目されている．また，母親のうつ病エピソードと少し遅れて，配偶者のうつ病が産褥期にも発現する．つまり，周産期の心の病気は，女性自身のみならず，夫，乳幼児に影響を及ぼすため，家族全体の心の健康問題として把握されなければならない．

　この章では，最近の知見を含めて，周産期の気分障害，特に妊娠および産褥期におけ

るうつ病の精神医学的診断と治療を中心に述べる．

2 周産期の精神障害の診断

　米国の代表的な Kaplan & Sadock の精神医学テキストでは，2007年から周産期の気分障害の分類に，単極性うつ病に限らず「双極性障害（躁うつ病）」の類型が加わった．その背景には，近年の周産期精神医学の研究の結果，1）妊娠期や産褥期に双極性障害の再発が多いこと，2）妊娠期でもうつ病が発現することから，妊娠期からの適切な精神科治療介入が注目された．一方，産褥期には，表3-1に示すように，うつ病に限らず，多彩な精神疾患が発現することから，周産期のメンタルヘルスに関した英国の National Institute for Health and Clinical Excellence（英国国立医療技術評価機構）のガイドライン[4]（以下 NICE 45 2007）では，安易に「産後うつ病」という用語を使用しないという警鐘が促された．

　一方，周産期では，同じ気分障害でも，病像，経過が非産褥期と異なるという特徴がある．そのため，専門家でも適切な診断に迷うことが指摘されている．

表3-1　産褥期の精神疾患の分類（英国の精神医学のテキストから）

― 「産褥精神病」
― 「産後うつ病」
― 「不安，強迫およびストレス関連障害」
― 「母子関係障害」
　・子どもに対する愛着の遅れ，強迫的な子どもへの敵意
　・拒絶，虐待，子ども殺し

(Gelder MG et al.: New Oxford Textbook of Psychiatry. Oxford University Press, Oxford, 2003)

1 気分障害の精神科診断の大分類

　国際的な診断基準の中に周産期のうつ病という記載が登場したのは1994年のことである．北米の精神科診断基準 DSM-IV-TR（2003）[5]では「産後の発症」という特定用語を気分障害の診断基準に付加させている．この「産後」という用語は出産後の期間を意味しており，流産や中絶を指すものではない．この用語は，大うつ病エピソード，双極Ⅰ型障害（躁病エピソード，うつ病エピソードなど），双極Ⅱ型障害（うつ病性）に適応される．図3-1に示したように，気分障害の分類は，経過中に躁病エピソード（または軽躁エピソード）の有無によって，大うつ病性障害と双極性障害とに区別される．そして，この大うつ病エピソードと躁病性エピソードの個々の症状と経過をおさえると，気分障害の基本的な診断ができる．

　なお，DSM-5の特定用語は，妊娠を含めた「周産期の発症」に拡大した．しかし，

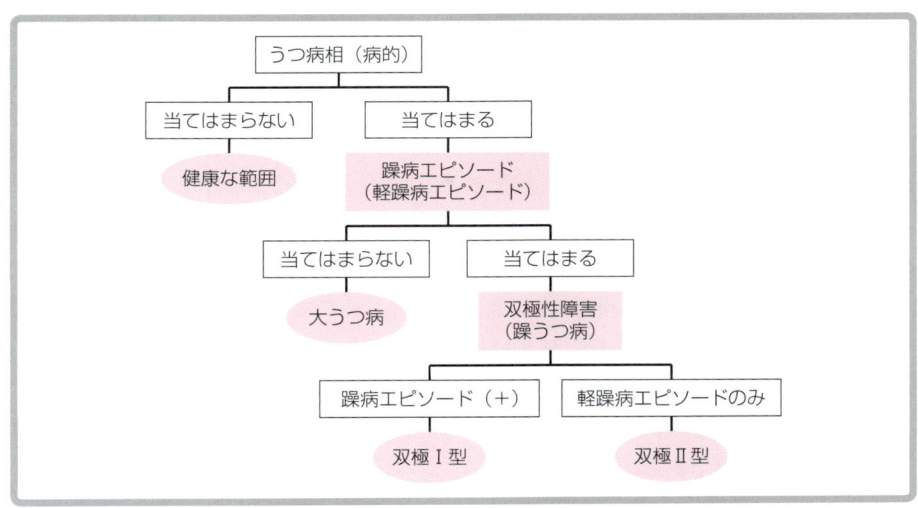

図 3-1 双極性障害とは？ うつ病相がある場合の分類

DSM-5 でも分娩後 4 週間以内に発病している場合に適応されるが，こうした，4 週間以内という短期間の発病時期の定義には，周産期医療専門家の立場から異論がある（通常，うつ病は最大 6 カ月以内である）．

❷ 大うつ病性障害

1）大うつ病性障害（DSM-5）

産褥期のうつ病診断のポイントは，正常な妊産婦の気分と区別するために，少なくとも，以下の DSM-5 による「大うつ病エピソードの診断基準」を念頭に置く．表 3-2 には臨床現場で容易に使用しやすいようにわかりやすい日常用語で記載した．

（A）ほとんど毎日のように 1 日中続く抑うつ気分，ほとんど毎日のように 1 日中続く，

表 3-2 大うつ病性エピソードの診断基準（DSM-5）

A. 以下の症状のうち，少なくとも（1）か（2）のどちらかを含む 5 つ以上の症状が，2 週間以上続く．
  (1) ほとんど一日中憂うつで，沈んだ気持ちになる
  (2) ほとんどのことに興味を失い，普段なら楽しくやれていたことも楽しめなくなる
  (3) 食欲が低下（または増加）したり，体重が減少（または増加）する
  (4) 寝つきが悪い，夜中に目が覚める，朝早く目が覚めるなどの不眠が起こるか，あるいは眠りすぎてしまうなど，睡眠の問題が起こる
  (5) 話し方や動作が鈍くなるか，あるいはいらいらして落ち着きがなくなる
  (6) 疲れやすいと感じ，気力が低下する
  (7) 「自分には価値がない」と感じ，自分のことを責めてしまう
  (8) 何かに集中したり，決断を下すことが難しい
  (9) 「この世から消えてしまいたい」「死にたい」などと考える
B. 臨床的に著しい苦痛，社会的職業的機能障害がある．
C. 薬物などの物質や一般身体疾患によるものではない．

（高橋三郎・他訳：DSM-5 精神疾患の診断・統計マニュアル．医学書院，2014 より）

興味や喜びの消失という中核症状のいずれか，または両方が少なくとも2週間以上持続しているかどうかを確かめる．さらに，食欲・体重の変化，睡眠障害，精神運動性の制止または焦燥，気力の減退，無価値感や罪責感，思考・集中・決断の困難，自殺念慮や自殺企図という7つの付随症状の中で，4つ以上の症状に該当する場合には，大うつ病性障害を疑う．なお，存在する抑うつ症状が7つ中5つ未満を満たす場合には，小うつ病性障害に該当する．多くの研究報告では，この小うつ病性障害も産褥期のうつ病として分類されている．

(B) 症状が臨床的に著しい苦痛，または社会的，職業的，または他の重要な領域における機能の障害を引き起こしている場合に該当する．ただし，(C) 一般的身体疾患（たとえば，甲状腺機能低下），物質（アルコール，薬物など）によるものではなく，また死別反応（死産，流産，親族の死など）では，うまく説明されないことを見極めることが大事である．

> ◎臨床実践のポイント
> 中核症状（(1) 抑うつ気分か，(2) 興味または喜びの喪失）のどちらか（または両方）が存在して，付随症状の中で少なくとも4つ以上の症状のため，毎日の日常生活に支障をきたしている状態が少なくとも2週間以上持続している場合に，大うつ病性障害を疑う．

2）妊娠期のうつ病（antenatal depression, prepartum depression）

妊娠期のうつ病の存在が最初に着目されたのは1990年代であるが，その後「産後うつ病」と同様の頻度で発現することが判明した．

妊娠期のうつ病の有病率は，6.5～12.9％といわれ，発展途上国では高い．既往歴にうつ病がある女性の場合，妊娠後の薬物中断により再発する例も報告されている．

発病時期は，妊娠初期に多く，社会心理的な要因との関連が高いことが示唆されている．たとえば，若年妊娠，社会的支援の欠如，予期せぬ妊娠，配偶者との希薄な関係，社会的サポートの不足，最近のライフイベントなどが危険因子として指摘されている．一方，産前うつ病の女性は，産後うつ病に罹患しやすく，その頻度は3倍ともいわれ，産褥期のうつ病の再発に注意する．なお，うつ病の重症度は，産褥期のうつ病と比較すると軽症の場合が多い．

(1) 妊娠期のうつ病の危険因子（精神医学的既往歴）

周産期医療の専門家には，定期的な健診の中でメンタルヘルスのチェックが求められる．リスクの高い妊娠女性を予測して，効率的な介入ができることを目標にする．

周産期は，気分障害の再発が高いため，妊婦との信頼関係を築いた上で，以下の精神医学的既往歴の詳細を把握する．それらは①過去および現在の精神疾患（産後の気分障害や精神病，非産褥期の気分障害，神経症性障害），②精神科治療歴（向精神薬の種類，治療期間，薬物反応性），③家族の精神科既往歴（特に双極性障害）である．そして，管理分娩のための計画を立てるために，精神科医と連携する．この時，配偶者に精神科既

往歴を明らかにしていない事例もあるため，医療者側には細心の注意が必要である．

(2) 妊娠期のうつ病への対応

　米国産婦人科学会と米国精神医学会が，共同で妊娠期の大うつ病女性に対する治療的選択肢として，次の3つの場合のアルゴリズムを公開している[6]．

①妊娠を考えている女性の場合

- 過去の6カ月以上うつ病の症状がないか，軽度の症状で治療を受けている女性では，妊娠するまでに薬物の減量後に中断することが望まれる．
- 重症の症状で，再発性のうつ病の既往歴がある女性（双極性障害，精神病性障害，既往の自殺企図）では，薬物の中断は好ましくない．
- 現在，自殺念慮があるか，急性の精神病性症状がある場合，強力な治療のために直ちに精神科医を紹介する．

②現在うつ病があり，治療を受けていない妊娠女性の場合

図3-2に示したアルゴリズムが推奨されている．

- 最初には自殺念慮または急性精神病性症状の有無によって鑑別する．
- 次いで患者が薬物療法を選択する場合は，精神療法の治療歴とその有効性の有無によって区別する．
- さらに，躁病および双極性障害の可能性が高い場合には精神科医に依頼することになる．
- 最後は，他の精神疾患の併存を確認したうえで，治療のリスクとベネフィットのバランスを考慮して，抗うつ薬による治療選択に至るという過程である．

③現在うつ病の治療を受けている妊娠女性の場合

- 精神症状が安定している場合は，精神科の主治医と連携しながら，治療を継続する．
- 再発の可能性の高いうつ病の既往歴のある女性では，薬物中断による再発のリスクを必ず説明する．
- 再発性のうつ病，治療中でも精神症状がある女性では，精神療法よりも，別の抗うつ薬か強力な精神科治療が望ましい．
- 重症のうつ病女性では，薬物療法を継続する．

3）産褥期のうつ病（postnatal depression, postpartum depression）

　いわゆる「産後うつ病」は，生殖年齢の女性にとってよくある疾患である．産褥期の単極性うつ病に関する診断学的考察からは，非産褥期のうつ病と比較して，特有な病像や経過は明らかにされていないが，重症になりやすいことが指摘されている．ただし，心身ともに消耗する出産後は，正常な情動変化をうつ病の症状と誤認しやすいので，注意が必要である．

(1) 有病率と好発時期

　大規模研究による有病率（時点および期間）は，4.5～28％の範囲であるが，多くは10～15％の範囲に集約される．有病率をメタ分析した報告[7]では，図3-3に示したように，産後6カ月くらいまでは，高い発病率を示す．

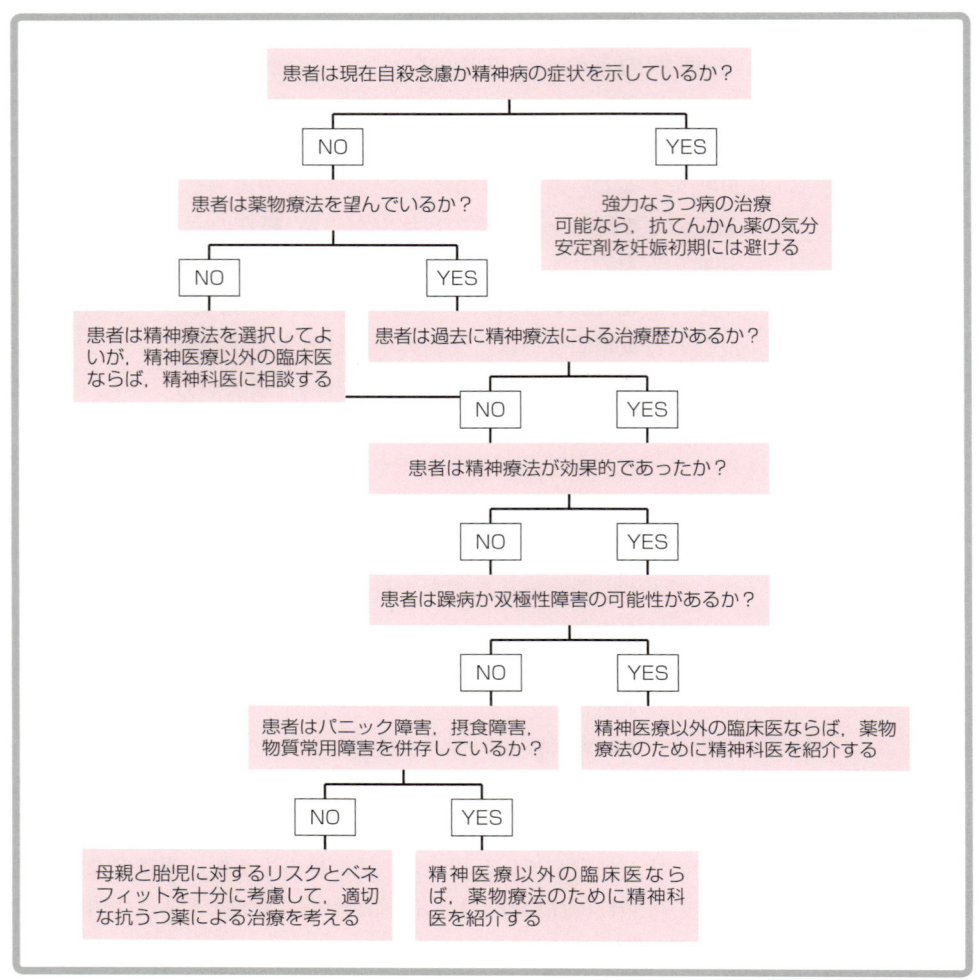

図 3-2　妊娠女性が大うつ病に罹患して薬物治療を受けていない事例

(KA Yonkers, et al.: The management of depression during pregnancy; a report from the American Psychiatric Association and the American College of Obstetricians and Gynecologists. General Hospital Psychiatry, 31：403-413, 2009)

(2) 危険因子

①生物学的要因

産褥期のうつ病の生物学的背景には，エストロゲンやプロゲステロンなどの性腺系のホルモンの急激な変化，視床下部-下垂体系-性腺系（副腎皮質系）の関連という神経内分泌的要因のほかに，サイトカインといった免疫系の背景も示唆されている．

②社会心理的要因

産後うつ病における社会心理的要因との関連を示唆する危険予測因子は数多く指摘されている．危険因子をメタ分析した報告では，特に「妊娠期のうつ病」「自己評価の低下」「育児のストレス」などの社会心理的要因が指摘されている．また「産前の不安」「人生のストレス」「社会的支援の欠如」「配偶者との関係」「うつ病の既往歴」「新生児の病

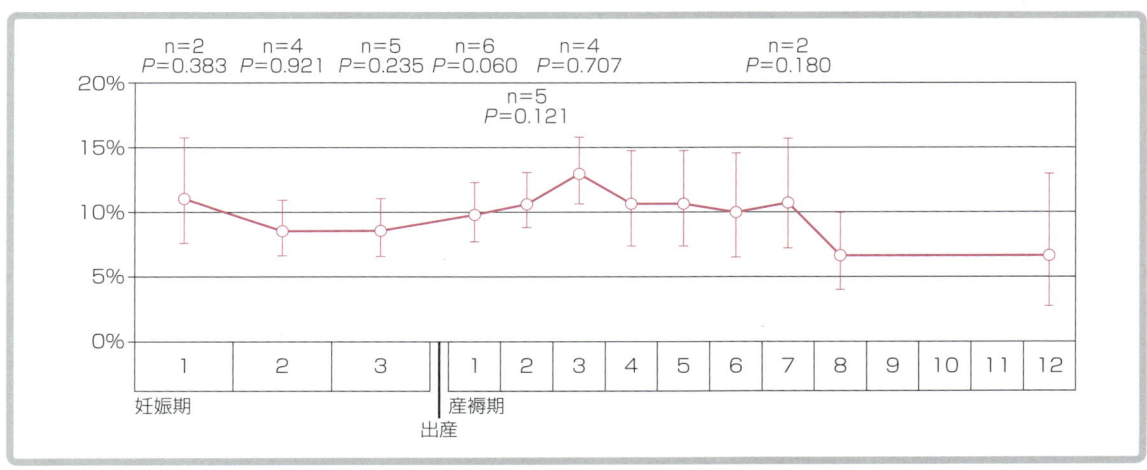

図3-3 周産期のうつ病の時点有病率（大うつ病および小うつ病性障害）
(Gavin NI, et al.：Perinatal depression：a systematic review of prevalence and incidence, Obstet Gynecol, 106：1071-83, 2005)

気」「マタニティブルーズ」「婚姻形態」「社会経済的状態」「無計画/望まない妊娠」などとの関連も示唆されている．

一方，産褥期のうつ病以外に，女性への虐待，子どもへの虐待，カップルの関係性に関連した危険因子を取り入れた，3段階評価方式の測定法（ALPHA）[8]（表3-3）が開発された．医療保健福祉関係者は，ALPHAを用いると産褥期のアウトカムに対する社会心理的要因を検出できて，支援や介入が容易にできるという．つまり，周産期は女性と家族の広汎なメンタルヘルスの水準を評価し，介入できる絶好の機会でもある．

> ◎臨床実践のポイント
> ・産褥期の女性の評価では，正常な情動変化がうつ病の症状やうつ病として誤解されることがある．
>   →精神科診断基準の大うつ病性エピソードを理解する．
> ・産後うつ病に関した社会心理学的要因について，妊娠期からルーチンの業務として，系統的な様式で記載するようにする．

(3) 産褥期のうつ病への対応—英国の場合

周産期メンタルヘルスの先進国といわれる英国においても，大都市や一部の地域を除いて，必ずしもすべての地域において産褥期のうつ病への対応が有効に機能しているとは限らない．英国の健康保健体制（National Health Service：NHS）が，近年に再構築され，小さなNHSの地域保健機構が増加したことから，地域の特性に適したサービス・デザインの開発が進展中である．こうした中，周産期のメンタルヘルスに対するNHSの戦略として，

1）容易な検出と効果的な早期治療を目標にするために，専門知識と技法を有する人的資源を確保すること，

2）周産期精神医学を専攻したコンサルタントを中心とした，プロジェクトの啓発活動

表 3-3 産前の心理社会的健康評価
Antenatal Psychosocial Health Assessment (ALPHA)

家庭の要因
社会的支援 (*CA*, *WA*, PD)
最近のストレスの高い出来事 (*CA*, *WA*, *PD*, PI)
カップルの関係性 (*CD*, *PD*, WA, CA)
母親の要因
産前のケア (後期発症) (*WA*)
産前教育 (拒否または不参加) (*CA*)
20週後の妊娠に対する感情 (*CA*, *WA*)
幼少時の両親との関係性 (*CA*)
自己評価 (*CA*, WA)
精神医学的/情緒的問題の既往 (*CA*, *WA*, PD)
今回の妊娠期のうつ病 (*PD*)
物質常用
アルコール・薬物乱用 (*WA*, CA)
家庭内の暴力
過去の虐待 (身体的, 情緒的, 性的) の経験ないし目撃 (*WA*, CA)
現在または過去の女性の虐待 (*WA*, CA, PD)
母親またはパートナーによる過去の子ども虐待 (*CA*)
子どものしつけ (*CA*)

CA (子ども虐待), CD (婚姻関係の不全), PI (身体的疾患), PD (産後のうつ病), WA (女性への虐待)
太字の斜体はかなり関連性が高いことを示している
(Carroll JC, et al.: Effectiveness of the antenatal psychosocial health assessment (ALPHA) form in detecting psychosocial concerns; a randomized controlled trial. CMAJ, 173 : 253-259, 2005)

の実践や専門家や包括的チームを養成すること,
　3) 高度で専門的な治療を要する周産期の精神疾患の女性に対して, 専門医療チームへのアクセスを改善すること,
　4) 医療圏を越えた母子ユニット (後述) の共有システムの構築などをうたっている.
　日本の医療保健システムとは異なるが, 例えば, 図 3-4 に示したように, 産褥期のうつ病への理想的な対応は, 重症度によって大きく 3 つに区分されている.

・軽症のうつ病は, 看護職 (助産師 (MW), ヘルスビジター (HV)) を中心にプライマリケアの中で包括的なコンサルテーションを実施して, カウンセリングやセルフヘルプの情報提供といった方法で対応している.
・中等度のうつ病については, 英国の地域医療サービスは, NHS のプライマリ・ケア公社に属している一般医 (general practitioner : GP) がヘルスビジター, 助産師, ソーシャルワーカーなどと連携しながら, 薬物療法などの初期治療を実施する. そして, 子どもに関する問題の発生や薬物療法に対する反応が少ない場合には, 二次ケアを地域のメンタルヘルスの専門チームに依頼する.

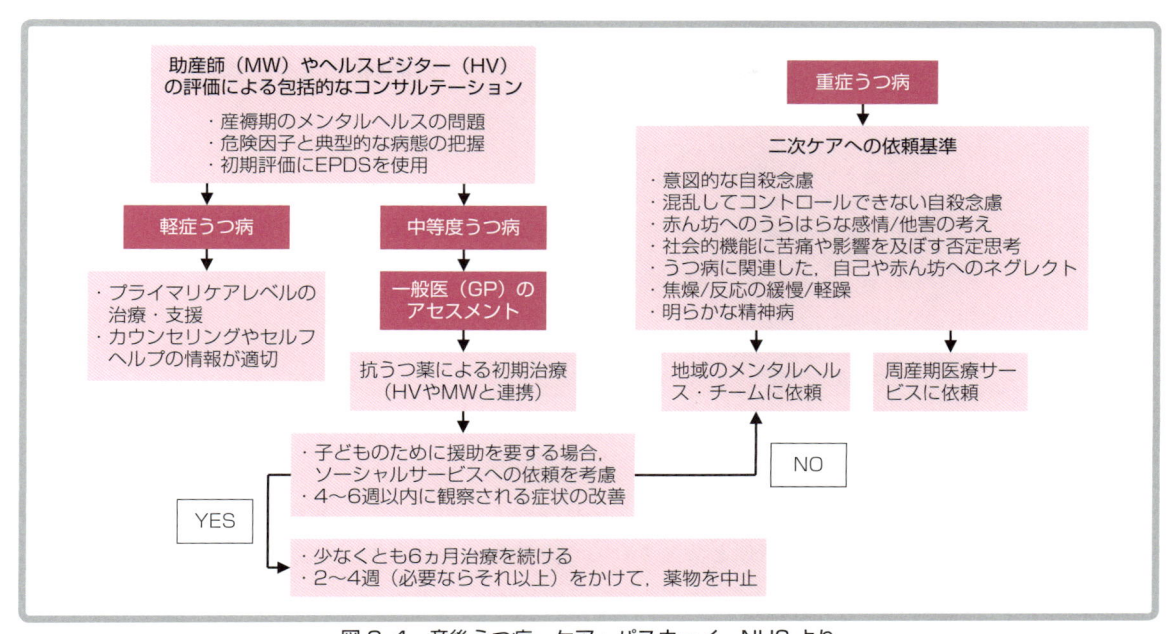

図3-4 産後うつ病 ケア・パスウェイ NHSより
(http://www.mhguidelines-leics.nhs.uk/default.aspx?page=pn_care)

・重症のうつ病（二次ケアへの依頼基準（図3-4）を参照）の場合には，最初から専門の二次ケアにつなぐ．この場合には，地域精神科看護師（community psychiatric nurse：CPN）が，家庭看護のバックアップをはじめ，入院の決定から退院後の地域ケアとの円滑な連携に至るまでの幅広い役割も担っている．また，児童法（The Children Act）とメンタルヘルス法（The Mental Health Act）に基づき，ソーシャルワーカーが優先的に母子と家族のニーズをくみ取って社会的支援の調整を行う．

③ 双極性障害

双極性障害を理解するには，大うつ病性障害における大うつ病エピソードと同様に，次の躁病エピソードの診断基準を理解することが基本である．

1）躁病エピソード

表3-4には，躁病エピソードの臨床症状をわかりやすい日常用語で示した．躁病症状の中で，少なくとも，1) **気分の異常かつ持続的な高揚，開放的，苛立たしさを含む**，2)〜7) までの症状［2) **自尊心の肥大または誇大**, 3) **多弁または喋り続ける（自制することができない衝動）**, 4) **観念奔逸**, 5) **注意散漫**, 6) **活動性の増加または，精神運動性の焦燥**, 7) **まず結果になる可能性が高い快楽的活動への熱中**］という症状の中で4つ以上（1が怒りっぽいだけの場合は5つ以上）の症状が，1週間以上続く場合に躁病エピソードの基準を満たす．

表3-4 躁病エピソード診断基準

1) 気分が良すぎたり，ハイになったり，興奮したり，調子が上がりすぎたり，怒りっぽくなったりして，他人から普段のあなたとは違うと思われてしまう
2) 自分が偉くなったように感じる
3) いつもよりおしゃべりになる
4) 色々な考えが次々と頭に浮かぶ
5) 注意がそれやすい
6) 活動性が高まり，ひどくなると全くじっとしていられなくなる
7) 後で困ったことになるのが明らかなのに，つい自分が楽しいこと（買い物への浪費，性的無分別，ばかげた商売への投資など）に熱中してしまう
持続期間で決まる 　1週間以上続く場合………躁病エピソード 　4日以内の場合……………軽躁病エピソード

（高橋三郎・他：DSM-5 精神疾患の診断・統計マニュアル．医学書院，2014より）

さらに，こうした症状によって，仕事や人間関係に差し支えたり，入院が必要になるほどであれば，躁状態と診断される（家庭生活や社会生活に支障をきたすことがポイントである）．

なお，同じような状態が4日以上続き，他の人から見て明らかなほどであるが，仕事や家庭の人間関係に支障をきたさない程度であれば，軽躁状態と診断される．

双極性障害は，前述したように躁状態の重症度によって，大きく双極性Ⅰ型障害（躁病エピソード），双極Ⅱ型障害（軽躁エピソード）に分類できる．また，経過は，躁病やうつ病が一度に限らず，再発と寛解を繰り返す場合が多い．また，長期経過をみると，病相期の中で，双極性Ⅰ型では3分の1の期間を，双極性Ⅱ型では半分の期間をうつ状態が占め，うつ病相の期間の方が躁病相よりも長い．

2）産褥期と双極性障害の深い関係

最近の研究では，双極性障害と周産期の特異な関係が明らかになっている．これまでの文献概括から，

1) 分娩後の数週間以内には，双極性エピソードの発病率が高くなる．
2) このリスク期間は，分娩後の最初の3～4週間に限定される．
3) 双極性障害の既往歴のある女性では，産褥期2, 3週間以内に再発リスクが高まるため，予防的介入が産前から必要である．
4) 病像の多くは非産褥性のエピソードに近似しているが，「錯乱（confusion）」が含まれる場合があり，時に産褥精神病と区別できない病態に移行する．
5) 予後に関した調査では，通常の双極性障害と同等か，やや良好である．
6) 最初の発症が産後のエピソードの場合，将来の双極性障害への移行と関連がある．
7) 一部では，家族歴があることが判明している．

したがって，産褥期には，うつ病に限らず，躁病相が発現することを念頭に置くことが重要である．

> ◎**臨床実践のポイント**
> 「産後うつ病」と診断しても，過去に躁病エピソードがある場合には，双極性障害が疑われる．この場合，容易に躁転するため，抗うつ薬の投与は危険を伴うことがある．

3 その他の産褥期の精神疾患

1 マタニティブルーズ（maternity blues, baby blues）

分娩直後の数日間に生じる準臨床的な情動変化であり，今日の精神科診断学では疾患とは位置づけられていない．産褥期の急激な神経内分泌学的変動と関連した病態として考えられているが，明らかなエビデンスは少ない．発病時期のピークは3，4日目であり，その後自然に消失する．臨床症状は，理由のない涙もろさ（weeping），抑うつ，情緒不安定，過敏性の亢進，集中困難，困惑などの精神症状と頭痛，疲弊などの身体症状が指摘されている．なお，出産直後には高揚感を主とした軽躁状態（The highs）が生じる．マタニティブルーズは，数日で自然回復するため，極端な不眠以外は，経過を観察する．また，マタニティブルーズを経験した産褥婦では，産後うつ病になりやすいので注意を要する．

2 産褥精神病

500〜1,000回の出産で1回の出現とその頻度は低い．発病時期は48時間から分娩後2〜3週以内に多い．産褥精神病のリスクとして，既往に産褥精神病または双極性障害に罹患した女性では発現が高いことが注目されている．病像は，気分変調，錯乱，奇妙な確信，幻覚などが生じて，短期間のうちに劇的に変化することが特徴である．ケアや管理上については精神科医の関与が重要である．通常は入院治療が必要である．国際診断基準によるICD-10分類では，F23「急性一過性精神病性障害」の下位分類である「統合失調症状を伴わない急性多形性精神病性障害」，そしてDSM-IV-TR診断基準では，「短期精神病性障害」などに該当する．

3 神経症性障害

いわゆる「育児不安」や「育児ノイローゼ」といった俗称とは異なり，治療対象となる精神医学上の「病的な不安」の類型であり，適切な診断と精神医学的治療が必要である．

1）全般性不安障害

　特定の状況要因がなくても，あるいはそれと関係なく起こる極度の不安と心配（予期憂慮）が，少なくとも過去6カ月間に，起こる日のほうが起こらない日より多い．通常，周囲から「緊張しすぎ」「心配しすぎ」と指摘され，患者もその不安をコントロールすることが困難である．落ち着きのなさ（過敏，または緊張感），疲労感，集中困難，イライラ，筋肉の緊張，睡眠障害を伴うことが多い．この障害は，持続する不安感という点で以下のパニック障害とは区別できるが，パニック障害，うつ病などと併存することがある．初産婦では，乳幼児のケアに終わりのない警戒心を強いられ，赤ん坊を危険にさらすようなものに対して，過剰な不安と憂慮を伴う．

2）パニック障害

　過去には，心臓神経症，過呼吸症候群とも呼ばれていた．生涯有病率は，3～4％と頻度の高い疾患である．女性の罹患率は男性の2倍である．突然の「不安感，恐怖感」と「動悸，発汗，めまい，息苦しさ」などの身体症状（パニック発作）が突然起こり，通常数十分持続した後に消失する．「死に対する不安」や予期不安が特徴である．患者は発作を恐れ，ある特定の状況（乗り物，混雑しているスーパーマーケット）を避けるといった回避行動がみられる場合がある．このような状態は「広場恐怖を伴うパニック障害」と診断される．パニック障害にはうつ病が併発することも多い．

3）強迫性障害

　「意味のない考えに悩まされる」「何度も確認してしまう」「考えないでおこうと思っても繰り返し考えが浮かぶ」といった反復的で，持続的な強迫観念（イメージ，思考）や衝動に悩まされる．産褥期には，例えば赤ん坊が息をしていないのではという考えのために常に赤ん坊の呼吸を確認している，また赤ん坊のオムツ替えをした後に手洗いを繰り返す行為が観察される．患者は，日常生活に対する単なる過剰な心配の域を超えて，苦悩をもたらす病的な精神症状として理解している．しばしば，患者は，強迫観念や行為や馬鹿げた考えを不合理として自覚している．この強迫観念に伴う不安を打ち消そうとして，反復的行動（強迫行為）または心の中で思う行為に至ることが多い．こうした症状から生活習慣，職業的機能などが障害されていることも把握する．

4）心的外傷後ストレス障害（PTSD：post-traumatic stress disorder）

　妊娠や分娩の合併症によって，死ぬまたは重症を負うような出来事を経験した場合に，その後，悪夢やフラッシュバック，あるいは次回妊娠を計画するような状況になった時に，侵入的で苦痛な想起（覚醒）という形で外傷的な出来事が再体験される．一方，周産期医療においては，死別（中絶，流産，死産）による悲嘆反応の妊産褥婦にしばしば遭遇する．こうした悲嘆の心理過程に関する研究では，うつ状態は対象喪失に伴い生じる自然な心理過程として考えられ，対象喪失から回復するための必要な準備期間と位置

づけられる．米国の DSM-IV-TR では，死別（bereavement）反応を精神疾患と区別しているが，複雑な病的死別反応から，うつ病に移行する場合がしばしばあるため，注意を喚起している．

5）一般の身体的疾患に伴う気分障害

いわゆる，症状性精神疾患，特に脳器質性の疾患（シーハン症候群など）や自己免疫性の内分泌疾患（甲状腺機能異常など）に伴ううつ病や躁病などを鑑別しなければならない．こうした身体疾患に伴う気分障害の診断には，内分泌学的検査や脳の画像解析などが必要である．

4 周産期のうつ病のスクリーニング

産褥期のうつ病は，発病時期が特定されること，妊娠期から複数回にわたり医療保健機関を受診するため，大規模なスクリーニングが可能な疾患である．そのために，既存のうつ病自己評価尺度が活用されたが，産褥期という特殊な状況を考慮した場合，妥当性の高い尺度は少ないため，産後うつ病に特化した自己質問尺度が開発された．その中でも，エディンバラ産後うつ病自己質問票（EPDS：Edinburgh Postnatal Depression Scale）[9]（表 3-5）が有名である．

一方，EPDS のような二次評価が必要な方法は，本来のスクリーニングの基準（National Screening Committee's Criteria）の中にある費用対効果という条件に該当しないことから，英国の NICE のガイドライン（2007）[4] では，むしろ周産期医療保健の現場における面接時に簡易な 2 項目の質問方法を推奨している．

国際的にみても妊娠期の 1 次スクリーニング尺度については，今のところ特異的なものは開発されていない．産褥期のうつ病用スクリーニング尺度（EPDS）を妊娠期に配布して，その有用性を検討しているが，産褥期の実績と比べると妥当性は低い．

ここでは EPDS と包括的 2 項目質問法（two questions method）という産後うつ病の 2 つのスクリーニング方法について簡単に紹介する．

1 エディンバラ産後うつ病自己質問票（EPDS：Edinburgh Postnatal Depression Scale）

Cox らによって，1987 年に開発されて以降，23 カ国語に翻訳され，各国から高い感度や特異性が報告されている．表 3-5 に示したように 10 項目から構成され，過去 7 日間に生じた症状について焦点を当てている．各質問項目は 4 ポイント尺度（0～3）でスコア化されており，その合計点数は最低 0 点，最大 30 点である．記入時間も 5 分前後と簡潔であるため，わが国では産後 1 カ月や新生児訪問時などに看護職を中心に配布されている．

表 3-5　エディンバラ産後うつ病自己質問票（EPDS）

[質問]	
1. 笑うことができたし，物事のおかしい面もわかった． 　（0）いつもと同様にできた 　（1）あまりできなかった 　（2）明らかにできなかった 　（3）全くできなかった	6. することがたくさんあって大変だった． 　（3）はい，たいてい対処できなかった 　（2）はい，いつものようにはうまく対処しなかった 　（1）いいえ，たいていうまく対処した 　（0）いいえ，普段通りに対処した
2. 物事を楽しみにして待った． 　（0）いつもと同様にできた 　（1）あまりできなかった 　（2）明らかにできなかった 　（3）ほとんどできなかった	7. 不幸せなので，眠りにくかった． 　（3）はい，ほとんどいつもそうだった 　（2）はい，ときどきそうだった 　（1）いいえ，あまり度々ではなかった 　（0）いいえ，全くなかった
3. 物事が悪くいった時，自分を不必要に責めた． 　（3）はい，たいていそうだった 　（2）はい，時々そうだった 　（1）いいえ，あまり度々ではない 　（0）いいえ，そうではなかった	8. 悲しくなったり，惨めになった． 　（3）はい，たいていそうだった 　（2）はい，かなりしばしばそうだった 　（1）いいえ，あまり度々ではなかった 　（0）いいえ，全くそうではなかった
4. はっきりした理由もないのに不安になったり，心配した． 　（0）いいえ，そうではなかった 　（1）ほとんどそうではなかった 　（2）はい，時々あった 　（3）はい，しょっちゅうあった	9. 不幸せなので，泣けてきた． 　（3）はい，たいていそうだった 　（2）はい，かなりしばしばそうだった 　（1）ほんの時々あった 　（0）いいえ，全くそうではなかった
5. はっきりした理由もないのに恐怖に襲われた． 　（3）はい，しょっちゅうあった 　（2）はい，時々あった 　（1）いいえ，めったになかった 　（0）いいえ，全くなかった	10. 自分自身を傷つけるという考えが浮かんできた． 　（3）はい，かなりしばしばそうだった 　（2）時々そうだった 　（1）めったになかった 　（0）全くなかった

(©The Royal College of Psychiatrists 1987. Cox, JL, Detection of postnatal depression. Development of the l0-item Edinburgh Postnatal Depression Scale. British Journal of Psychiatry, 150, 782-786)

　これまでの，EPDSに対する産褥婦並びにヘルスケアの専門家からの受容性は国際的に高い．また，EPDSの診断学的正確性については高い評価を受けている．しかし，多くの国においても，ルーチンのプライマリ・ケアにおけるEPDSの高得点群に対する2次評価（精神医学的評価）の割合，さらに専門家による治療に至る高得点群の割合はいずれも低いこと（20％前後）が指摘されている[10]．つまり，スクリーニング陽性者に対する精神医学的評価，そして専門的ケアへの導入が，一貫したプログラムの中で機能していない場合が少なくない．

　英国では，スコットランド政府がEPDSの使用に関したガイドラインを2002年に作成している[11]．その結果，EPDSは各NHSの地区ごとにヘルスビジター（heath visitor：HV）を中心に普及した．そして，通常産後4〜6週間後の女性を，訓練を受けたHVが訪問して，1次スクリーニングとしてEPDSを使用している．産後うつ病の検出プログラムでは，通常母親の気分の評価を実施するために，訓練を受けたHVが臨床面接を実施して，うつ病の診断は一般医（GP）による評価を受けることが推薦されている．

　わが国では，「健やか親子21」という国民的キャンペーンの開始とともに，母子保健行政を中心として，主に新生児訪問時の評価尺度としてEPDSが定着したが，2006年の中間報告には，「その使用方法が不適切である．周産期ケアにあたるスタッフに対するメ

ンタルケアのトレーニングと既存の母子保健システムの検討が課題である」と指摘されている．

2 包括的2項目質問法（two questions method）

　これは，NICE[4]が2007年に提唱した産前産後のメンタルヘルスのガイドライン（NICE 45）に登場した，周産期のうつ病のスクリーニング方法である．従来からある2項目質問法を周産期の時期に活用したもので，周産期医療の専門家は，表3-6に示した質問を妊娠期，産褥期（産後4～6週以内，3～4カ月以内）を問わず，実施することが推奨されている．いずれかの質問項目に該当する場合には，50％の頻度でうつ病が検出できるという．そして，EPDSなどの自己質問票は補助的評価や日常のモニタリングとして用いること，さらにNICE 45では現在精神疾患に罹患している妊産褥婦や重症の精神疾患の既往歴のある女性の場合には，その精神状態の把握と確認が推奨されている．この包括的2項目質問法はEPDSの普及に伴う人的資源不足という課題の中，従来のEPDSの1次スクリーニングという枠組みを省略して，臨床実践に重点を置いた政策提言である．

表3-6　うつ病の包括的な2項目質問法（two questions method）

- 「過去1カ月の間に，気分が落ち込んだり，元気がなくて，あるいは絶望的になって，しばしば悩まされたことがありますか？」
- 「過去1カ月の間に，物事をすることに興味あるいは楽しみをほとんどなくして，しばしば悩まされたことがありますか？」

（Wholey questions）
―女性が2つの質問のどちらかに「はい」と答えた場合には，3番目の質問を検討

（NICE：Antenatal and postnatal mental health ; Clinical management and service guidance. NICE Clinical Guideline, 45. National Institute for Clinical Excellence. London, 2007）

◎臨床実践のポイント
- EPDSは診断ツールではない．必ず2次評価とその後の専門機関との連携が必要である．
- EPDSの高得点群に対して，うつ病の症状を確認するために，DSM-IV-TRの9つの症状を念頭に置きながら，必ず臨床的な面接を実施する．
- 高得点群の評価には，うつ病に関連する身体的，情緒的あるいは社会的要因も検討する．

5 周産期における気分障害の治療

① 電気痙攣療法（ECT：electroconvulsive therapy）

　　ECTは，妊娠期の重症な精神疾患に対する特殊な治療法である．通常，対象の臨床症状としては，精神病性および緊張病性，強い自殺念慮のうつ病の妊産褥婦を対象にして，1）精神医学上のリスクがECTの治療よりも高い場合，2）他の考えられる治療手段に対して奏効しない場合に適応となる．基幹病院などの総合病院で実施される．精神科医，産科医，麻酔医が連携して，母と胎児に対して緊密なモニタリングをしながら，実施される．今日，パルス療法が使用され，大きなリスクは少ない．

② 周産期における薬理学的治療

1）薬理学的治療に対する意思決定のプロセス

　　周産期の気分障害の薬物療法では，そのベネフィットとリスクを勘案しながら，治療を決めることが重要である．薬物療法によって，妊産褥婦の精神症状の軽減や再発予防というベネフィットが得られると同時に，薬物による胎児への催奇形性，新生児への毒性というリスクも発生するため，妊産褥婦および家族への情報提供を提示して，その意向を尊重しながら，治療方針を決定することになる．

2）未治療の場合のリスクの評価

　　周産期の精神薬理学的治療に関連したリスクがあるために，薬物投与を回避することが必ずしも賢明であるとは限らない．未治療の場合に，女性の心身の健康や胎児や乳幼児にも重大なリスクを与えることがが指摘されている[4]．たとえば，うつ病に罹患すると，産科的合併症，死産，自殺企図，乳幼児の専門的なケア，生下時低体重児の割合が上昇する．双極性障害でも，自殺の危険，乳幼児の貧弱なアウトカムといったリスクが観察されている．

> ◎臨床実践のポイント
> ・産前の薬理学的治療の使用に関した意思決定には，治療と未治療のそれぞれの場合を対比して妊娠女性と子どもに対するリスクとベネフィットを考慮して決定する．
> ・産褥期の場合には，母乳哺育中の乳児への暴露を最低限にするために，薬物を検討する．

③ 妊娠期における薬理学的治療

妊娠初期では，早期流産や催奇形性のリスクに対する向精神薬の使用が，妊娠後期では新生児の適応不全（胎児毒性や分娩後の離脱に関したもの），そして授乳期においては，乳幼児の神経発達に与える長期的影響がリスクになる．

催奇形性，産科的アウトカム，新生児のアウトカムについて，オーストラリアの最近のガイドライン[12]からの情報を中心に概要を述べる．

1）抗うつ薬

妊娠期の抗うつ薬使用に関した潜在的なリスクに関した研究は少ないが，その多くは主にSSRIに焦点が当てられ，SNRIと三環系抗うつ薬に関したエビデンスはかなり限定されている．

（1）選択的セロトニン再取り込み阻害薬（SSRI：selective serotonin reuptake inhibitors）

妊娠初期の催奇形性については，パロキセチンの暴露と乳児の心血管系の奇形の関連は指摘されてきた．しかし，現時点では，妊娠初期のSSRI投与による心臓中隔欠損の有病率が高いことは明らかであるが，特定のSSRI（シタロプラム，フルオキセチン，フルボキサミン，パロキセチン，セトラリン）を同定するには一致した研究報告はない．

産科的アウトカムについては，早産，出産時の低体重，妊娠初期の流産との関連が指摘されている．新生児の問題としては「新生児離脱症候群」がある．主に，低いアプガースコア，無気力，無啼泣または異常な啼泣，神経過敏または疼痛刺激への反応減少が出生後少なくとも48時間以内に出現するという．また，SSRIの暴露によって新生児の遷延性肺高血圧症（NPPH）に発展するリスクが高くなる．多くの事例では軽度である．絶対的リスクは，一般人口で観察されるものとは，実質的には変わらないという．

長期間の乳幼児の神経発達に与える影響に関したエビデンスは少ないが，一部のSSRIで運動発達における遅延が指摘されている．

（2）セロトニン・ノルアドレナリン再取り込み阻害薬（SNRI：serotonin-norepinephrine reuptake inhibitors）

SNRIの妊娠期の使用に関した報告は，主にベンラファキシンに限定されるが，催奇形性のリスクを増加させるとの報告はない．ただし，胎内でベンラファキシンに暴露すると「新生児離脱症候群」と新生児てんかんとの関連が指摘されている．

（3）三環系抗うつ薬（TCA：tricyclic antidepressants）

TCAの催奇形性については，英国のNICE[4]（2007）などの多くのガイドラインなどでは，新生児へのリスクは減少することが述べられていたが，最近の大規模調査結果[13]では，TCAを妊娠前期に服用した女性の子どもでは，重症の先天性奇形，心臓血管系の欠損，心臓中隔欠損，尿道下裂のオッズ比は，SSRIのものと同等か，より重症であると指摘されている．TCAの使用は，今日のわが国でも少ないが，これまで妊娠初期の安全といわれた抗うつ薬TCAの選択肢が大きく減じるかもしれない．

> ◎臨床実践のポイント
> ・妊娠期に抗うつ薬による薬物療法の開始や，継続を決断する場合には，よく周知されている抗うつ薬 SSRI の使用を考慮する．
> ・SSRI に関した現在のエビデンスでは，胎児異常の新たなリスクについて一致した様式はない．
> ・抗うつ薬による薬物療法を中止や減量する場合には，用量を漸減して，緊密にモニタリングを行い，再発を早期に発見する．
> ・抗うつ薬の離脱症状を再発時の症状と区別しなければならない．したがって，中止や減量後に必ずモニタリングを行う．
> ・一般人口における抗うつ薬の使用に関した最新のガイドラインを常に参照するか，またはウェブサイトで最新情報を常に参照する．

2) 気分安定薬 (mood stabilizer)

薬剤によって差があるが，催奇形性の相対リスクは高くなる．ただし，双極性障害の妊婦の場合，治療中断による再発率は 2～3 倍高くなるといわれている．気分安定薬の中には，従来の抗てんかん薬が多い．

(1) 抗てんかん薬

バルプロ酸ナトリウムでは，一般人口の発生率 (1～4％) と比較して，暴露した乳児では，6 倍の頻度 (20％以上) で神経管欠損が生じる．後方視および前方視調査では，バルプロ酸ナトリウムの子宮内暴露と神経発達異常 (例えば，自閉症，記憶欠損，IQ の低下など) との関連が示唆されている．

子宮内でカルバマゼピンに暴露した場合催奇形性が増加するが，バルプロ酸よりもカルバマゼピンのほうが安全性は高いといわれている．カルバマゼピンは，分娩時の在胎月齢の低下と関連しているが，児の分娩体重と頭囲，自然流産とは関連がない．

ラモトリギン (葉酸拮抗薬) の暴露によるデータは今のところ限られている．

なお，カルバマゼピンとラモトリギンを服用した女性に対しては，妊娠前や妊娠初期に多量の葉酸のサプリメントなどの予防的投与をする．

(2) 炭酸リチウム

炭酸リチウムは双極性障害の再発防止の維持療法としてしばしば使用される．妊娠を予定している双極性障害の女性では，緊密にモニタリングをしながら，炭酸リチウム療法を中断するか，抗精神病薬に切り替える方法がある．再発のリスクが高いケースでは，妊娠期にリチウムの維持療法も考える．

ただし，リチウムの子宮内暴露によってエプスタイン心奇形のリスクが高くなる．妊娠後期で低体重，早産が報告されている．妊娠期のリチウムの使用によって生じる幼児に対する長期的な神経発達上のエビデンスは少ない．

いずれにせよ，精神科医による分娩前のリチウム療法の減量や中止のために血中濃度の測定が望ましい．

> ◎臨床実践のポイント
> ・バルプロ酸ナトリウムは，妊娠可能な年齢の女性には処方しない．
> ・妊娠期の暴露によって，大きな催奇形性や乳児のアウトカムとの関連があると示唆されている．
> ・催奇形性の問題から，妊娠期に気分安定薬の使用は躊躇がある．妊娠期は新規抗精神病薬の使用でコントロールする方が現実的かもしれない．
> ・妊娠中の気分安定薬の中止や減少が決定されたならば，詳細なモニターと直後の再発防止が重要である．

④ 産褥期における薬理学的治療

　母乳哺育中，母親によって摂取された多くの薬物は，母乳の中に排出されて，乳幼児によって摂取される．服薬中の母親から母乳哺育を受けている乳児に対して，その暴露による副作用をモニタリングする．なお，乳児側に，早産，低体重，身体疾患合併など

表 3-7　妊娠期における薬理学的治療に関した意思決定についてのまとめ

母親に対するベネフィット	妊娠または乳児へのリスク
抗うつ薬	
SSRI（選択的セロトニン再取り込み阻害薬）	
・治療継続による再発のリスクの減少	・自然流産（妊娠第1三半期（初期）に暴露後） ・早産 ・出生時低体重 ・NICUへの入院 ・貧弱な新生児の適応過程 ・新生児遷延性肺高血圧症の可能性 ・運動発達の遅延の可能性
SNRI（セロトニン・ノルアドレナリン再取り込み阻害薬）（ベンラファキシン）	
・治療継続による再発のリスクの減少	・先天性異常のリスクを高めない（エビデンス限定） ・「新生児離脱症候群」と関連
TCA（三環系抗うつ薬）	
・治療継続による再発のリスクの減少	・SSRIに比較して先天性異常は同等または上昇 ・母親の自殺のリスクはSSRIより高い
気分安定薬	
抗てんかん薬	
・躁病エピソードの治療 ・再発防止	・バルプロ酸ナトリウムで先天性異常の増加 ・分娩時の在胎月齢が減少 ・潜在的な神経発達障害
リチウム	
・躁病エピソードの治療 ・再発防止	・先天性異常のリスクがやや上昇

（beyondblue（2011）Clinical practice guidelines for depression and related disorders - anxiety, bipolar disorder and puerperal psychosis - in the perinatal period. A guideline for primary care health professionals. Melbourne：beyondblue：the national depression initiative.）

表 3-8 産褥期の薬理学的治療に対する意思決定についてのまとめ

薬物療法	考　察
SSRI	・母乳哺育において禁忌ではない ・フルオキセチンは乳児に蓄積して「いらつき」がみられることがある
SNRI	・母乳中のベンラファキシン濃度は安全基準の上限であると報告されている
TCA	・母乳中の値は低いレベル
抗てんかん薬	・安全性に関したエビデンスは限られる
リチウム	・母乳中の濃度には変動がある ・血清レベルも含めて乳児に対する緊密なモニタリングが必要 ・可能なら専門家によるコンサルテーションを求める

(beyondblue (2011) Clinical practice guidelines for depression and related disorders-anxiety, bipolar disorder and puerperal psychosis-in the perinatal period. A guideline for primary care health professionals. Melbourne：beyondblue：the national depression initiative.)

の要因がある時には，母乳哺育中の母親への薬物の使用は，むしろ禁忌である場合が多く慎重なケアと専門的アドバイスが必要である．

1）抗うつ薬

（1）SSRI

母乳中の SSRI の濃度は比較的低いため，母乳中の SSRI に関して不利な影響についてエビデンスは少ない．フルオキセチン（長期の半減期で乳児に蓄積する）の暴露に関しては，啼泣，いらだち，睡眠時間減少，胃腸障害が指摘されている．

（2）SNRI

乳児の小規模なコホート調査では，不利な影響は観察されていないが，ベンラファキシンを回避あるいは，乳児を注意深く観察することが推奨されている．

（3）三環系抗うつ薬（TCA）

母乳哺育中の女性では，TCA 使用に関連した影響については，限定されたエビデンスである．母乳の TCA は相対的に低い値で観察され，長期にわたる追跡調査でも認知機能の影響はない．

2）気分安定薬

現在のところ，授乳中の抗てんかん薬と気分安定薬に関したエビデンスは少ない．

（1）抗てんかん薬

バルプロ酸やカルバマゼピンについては，服薬中の授乳は可能であるといわれている．

（2）炭酸リチウム

母乳哺育中の禁忌の薬剤リストに入っている．母乳のリチウムの排出が障害された場合（脱水，新生児，早産の赤ん坊）には不利な影響を与えることが示唆されている．乳児に対するリチウムの長期的影響に関しては，成長や発達には大きな問題は少ない．

> ◎**臨床実践のポイント**
> ・母乳哺育を予定している,満期出産した女性には,SSRIは禁忌ではないとアドバイスすることができる.

⑤ 薬理学的治療のまとめ

　　エビデンスが不足しているため,いかなる薬物についても絶対的な確信というものはない.女性の特性や疾患の状況によって薬物療法は多様であるため,通常ガイダンスにおける,臨床実践は必然的に包括的になる.したがって,年齢,体重,民族,そして他の薬物との相互作用も考慮して,ケースバイケースで決定しなければならない.

⑥ 代替治療

　　産褥期のうつ病に対する薬物療法以外に,断眠療法,光療法,ホルモン療法,ω-3などのサプリメント療法に関した研究がある.ホルモン療法では,エストロゲン剤効果は指摘されているが,プロゲステロン剤に関したエビデンスは否定的である.母体のリスク(子宮内膜増殖症,血栓塞栓症,母乳の量低下)を考慮すると今日ではエストロゲンの長期継続は好ましくない.

⑦ 心理学的治療

　　産後うつ病に関した心理社会的介入効果については,傾聴を主としたカウンセリング,精神療法,さらに運動や乳児のオイルマッサージといった代替療法が単発的に指摘されていた.しかし,過去10年間の研究から,専門家による心理療法的介入が,産褥期のうつ病の抑うつ(軽症～中等度レベル)を軽減することが明らかになっている.ただし,重症の周産期のうつ病には薬物療法が第一選択になる.

　　認知行動療法(cognitive behaviour therapy:CBT)は,うつ病患者の認知や思考の歪みに洞察を促し,当面の問題への効果的な対処を援助することを特徴としている.構造化された短期の精神療法である.物の見方,価値観,行動の問題を変化させることによって,症状を軽減する問題解決志向型の心理療法である.短期の介入によって産褥期のうつ症状を軽減することが多くの対照比較研究で指摘されている.なお,CBTは,2010年からわが国でも精神科を標榜しない保険医療機関でも保険診療の適応が認可された.今後トレーニングを受けた専門家による産褥期のうつ病の治療法として期待できる.

　　対人関係療法(interpersonal therapy:ITP)もうつ病に対する有効な治療法として位置づけられている.重要な他者との関係性に焦点を当て,対人関係の改善をめざすことでうつ症状の軽減を図る療法である.

　　一方,メンタルヘルスの専門家よりも,周産期保健医療に従事する看護職(助産師,

保健師など）によるデブリーフィング（死産などを経験した女性に対する急性期の心理的支援方法），電話サポート，非指示的カウンセリング（傾聴訪問：listening visit），ピア・サポート，グループ・セッション，心理教育などの介入による効果が報告されている．英国のNHS地区では，軽症の産後うつ病を対象として，心理学的治療の実践ガイド（Improving Access to Psychological Therapies：IAPT）を用いたルーチンのケアが開始されている．

8 母子ユニット（mother and baby unit：MBU）

　母子の同時入院が1948年に英国で最初に開設されて以降，この先駆的な精神科母子ユニットが，従来の精神科医療機関の併設型，また高機能の独立型母子ユニットとして，英国連邦を中心に普及した．母子ユニットは，精神科医，臨床心理士，看護師，保育士，ソーシャルワーカーなどの多職種の専門家から構成されている．目標は，病気のケア以外に，養育能力の評価，マザーリングの訓練など多様な介入が可能である．こうした母子ユニットの基本理念として，「親としての自覚」を可能な限り強化させると同時に子どもに対する適切な養育能力を促進することも目標に揚げられている．

　最近の英国の調査[14]では，NHS地区の37％に母子ユニット（病床数2〜10床）が整備され，デイケア，家庭治療などの地域サービスと連携して，リエゾン精神科医*を中心としたケアが実践されているという．また，母子ユニットに入院した女性の診断内訳では，うつ病性障害43％，統合失調症21％，双極性感情障害14％であり，総合すると気分障害が半数を占めている．わが国のパイロット的な母子ユニットに関した報告[15]でも，核家族や社会的援助のない家族にとって好評であったという．

*　リエゾン精神科医とは，予め身体面での医療保健従事者と連携体制を作り，精神疾患の早期発見や早期治療を担う専門家を指す．周産期のみならず，緩和ケアなどでも活躍している．

9 デイ・ホスピタル・ユニット

　デイ・ホスピタルは，周産期のメンタルヘルス・ケアの有用な施設の1つである．上記の精神科母子ユニットと併設すれば，家庭生活を維持しながら，外来患者のケアにとっても，適した空間と機能を共有することができる．高機能型ユニットでは地域の産科医，看護職との連携が実施されている．

　医療経済的な理由から精神科母子ユニットがない米国では，平均7日間という短期集中型のデイ・ホスピタルが開設され，周産期のうつ病の心理療法，母子関係や親業の教育，グループ・セッションの開催などユニークな運営が注目されている．フランスでは，周産期のメンタルヘルスシステムのネットワークを進展させ，母子関係障害に焦点を当てた緊急周産期リエゾン精神医学というユニットが近年開設された．児童精神科医，臨床心理士などから構成されるこのユニットでは，産褥期の母（父）子関係の集中的な評価とケアが実践されている．

10 精神科医療機関への入院

精神科医療機関への入院形態は，医療行為と人権配慮を目的とした法的義務の両面があり，わが国では主に3つの入院形態がある．

1) **任意入院**：患者と病院管理者との契約による入院である．
2) **医療保護入院**：本人の同意が得られない場合に，精神保健指定医が入院治療の必要性を判断する．この場合，必ず保護義務者（配偶者）の同意が必要であり，未婚の女性の場合は親権者の同意に該当する．
3) **措置入院**：自傷他害の恐れがあるとみなされる場合，本人や保護者の同意が得られなくとも，非自発的な入院ができる制度である．

非自発的入院の基準は狭義の精神疾患による精神病状態に限定され，主に1）自殺念慮が強い場合，2）昏迷ないし亜昏迷状態（ほとんど食べずに衰弱が著しい場合），3）焦燥感や興奮状態が激しい場合である．

いずれにせよ，緊急の場合は，各都道府県および政令指定都市の精神科救急医療システムを活用することも念頭に置いて対応する．

6 予防に向けて

うつ病の発現するリスクの高い女性に対する予防的介入に関した研究は極めて少ないが，以下のようなエビデンスが明らかになっている．

1 薬理学的予防的介入

既往歴に産褥期のうつ病を持つ女性を対象にして，次回分娩の直後から抗うつ薬（ノリトリプチン，セルトラリン）による薬理学的介入が実施された．しかしながら，対象者数が少ない点や，分娩直後の投与から薬理学的効果の発現までには，かなり時差があることから，Cochrane Review では，産後うつ病の再発に対して，予防的効果を期待した抗うつ薬の使用を推奨していない．

2 社会心理的方法による産前からの予防的介入

無作為化対照試験を用いた研究では，妊娠期からの産後うつ病の予防的介入が注目されている．例えば，電話を用いたピア・サポート，グループ・セッション，産前教育，助産師によるデブリーフィング，地域支援者による家庭訪問の有効性が研究されているが，まだ明らかなエビデンスは少ないのが現状である．

■ 文　献

1) Thomas TA, Cooper GM：Maternal deaths from anaesthesia. An extract from Why mothers die 1997-1999, the Confidential Enquiries into Maternal Deaths in the United Kindom. Br J Anaesth, 89（3）：499-508, 2002.
2) Oates M：Perinatal psychiatric disorders；a leading cause of maternal morbidity and mortality. Br Med Bull, 67：219-229, 2003.
3) Gelder MG, et al.：New Oxford Textbook of Psychiatry. Oxford University Press, Oxford, 2003.
4) NICE：Antenatal and postnatal mental health：Clinical management and service guidance. NICE Clinical Guideline 45. National Institute for Clinical Excellence. London, 2007.
5) American Psychiatric Association：Diagnostic and Statistical Manual of Mental Disorders Fourth Edition, Text Revision (DSM-IV-TR). American Psychiatric Association, Washington DC, 2000.／高橋三郎・他訳：DSM-IV-TR　精神疾患の分類と診断の手引．新訂版，医学書院，2003.
6) Yonkers KA, et al.：The management of depression during pregnancy；a report from the American Psychiatric Association and the American College of Obstetricians and Gynecologists. Gen Hosp Psychiatry, 31（5）：403-413, 2009.
7) Gavin NI, et al.：Perinatal depression：a systematic review of prevalence and incidence, Obstet Gynecol, 106：1071-1083, 2005.
8) Carroll JC, et al.：Effectiveness of the Antenatal Psychosocial Health Assessment (ALPHA) form in detecting psychosocial concerns：a randomized controlled trial. CMAJ, 173（3）：253-259, 2005.
9) Cox JL, et al.：Detection of postnatal depression. Development of the 10-item Edinburgh Postnatal Depression Scale. Br J Psychiatry, 150：782-786, 1987.
10) Cox JL, Holden JM：Perinatal Mental Health：A Guide to the Edinburgh Postnatal Depression Scale. Gaskell, London, 2003.／岡野禎治，宗田　聡訳：産後うつ病ガイドブック―EPDS を活用するために―．南山堂，2006.
11) SIGN 2002：http://www.sign.ac.uk/guidelines/fulltext/60/index.html
12) CLINICAL PRACTICE GUIDELINES：Depression and related disorders –anxiety, bipolar disorder and puerperal psychosis –in the perinatal period. Beyond Blue Ltd. beyondblue, Melbourne, 2011.
13) Reis M, Källén B：Delivery outcome after maternal use of antidepressant drugs in pregnancy；an update using Swedish data. Psychol Med, 40(10)：1723-1733, 2010.
14) Olufemi O, Trevor F：A survey of specialist perinatal mental health services in England. Psychiatric Bulletin, 29(5)：177-179, 2005.
15) 岡野禎治：精神科母子ユニット．産科と婦人科，67：375-380, 2000.

第4章

産後うつの早期発見と看護診断

1 産後うつ病の早期発見

1 産後うつ病のリスク因子

産後うつ病は，ストレス状況で発症するというのが定説である．人間が生きていくなかには，必ずストレスを起こすもの，ストレッサー（stressor）があり，その結果発生した心身の状態であるストレス反応（stress reaction）が認められる．このようなストレス反応の1つが，産後うつ病であり，発症には複雑な心理社会的メカニズムが関与している．原因は明らかにされていないとされることからも[1]，大きな原因と考えられるもののみをあげ，それを取り除けば発症しないというものではない．しかし，産後うつ病を早期に発見し，対処することで，重症化せずに経過できるので，女性をとりまく環境や女性のありようを総合的にきめ細かく把握することが必要である．

産後うつ病の発生原因にかかわるリスク因子は，先行研究である程度，明らかにされている[2,3]．そのため妊娠期から産後うつ病のリスク因子の有無や程度を見極め，発症前から対処していくことが，産後うつ病の早期発見や対処に有効といえる．

妊娠期の産後うつ病のリスク因子としては，以下のものがあげられる．

- 精神疾患の既往（うつ病，神経症など）
- 児童期の被養育体験（虐待体験など）
- 妊娠に対する否定的な受容（望まない妊娠，予想外の多胎妊娠など）
- 神経症傾向というパーソナリティ特性（心配性で物事にとらわれやすい，自己評価が低い，他人に影響されて後悔しやすいなど）
- 夫，パートナーとの不安定な関係（シングルマザーなど）

- ソーシャルサポートの不足（人とのかかわりの希薄さなど）
- 家庭生活や社会生活でのネガティブな出来事，ライフイベント（失業，被災など）

　このようなリスク因子をもつ女性には，特に産後を見据えた継続的なケアが望まれる．妊婦に，上述したような産後うつ病のリスク因子がいくつか認められた場合は，妊娠期から出産や産後の状況をイメージできるようなかかわりが予防的介入として重要となる．たとえば，分娩経過や育児に関する必要な情報を提供したり，サポート体制を整えるなど，それぞれの女性の状況に応じた細やかな継続的な支援を行うことで，産後うつ病の予防につながっていく．また，誰かからかけられた何気ないやさしい言葉によって，リスク因子はあっても産後うつ病に陥らないこともあるだろう．言い換えれば，リスク因子をもっている女性が皆，産後うつ病を発症するわけではない．産後うつ病には複雑な発症メカニズムがかかわっていることからも，リスク因子をもった女性だけに予防的介入が必要なわけではなく，すべての妊産褥婦に産後うつ病の予防的介入や早期発見が重要といえる．科学的根拠に基づいた医療，EBM（evidence-based medicine）の実践に非常に重要なツールであるCochrane Libraryのレビューによると[3]，全体として社会心理的介入で産後うつ病の女性の数を減少させられないが，専門家ベースの集中的なサポートの効果が期待できるとされている．つまり，妊娠期からの個別で細やかな医療従事者による配慮や対応が求められるだろう．

❷ マタニティブルーズと産後うつ病

　マタニティブルーズは，その後に発症する産後うつ病と強い関連があることから，マタニティーブルーズの有無や状況を注意深く把握し，産後うつ病に陥っていくのかを見極め，早期診断，早期介入に結びつけることが重要となる．

　マタニティブルーズは，出産直後から産後10日以内に50〜75％程度の割合でみられる[4]．気分が沈み，涙もろくなる，不安，緊張，集中力低下や不眠などの精神症状のほかに，頭痛や疲労感，食欲不振などの身体的症状も認められるが，一過性の情動障害である．多くのマタニティブルーズは，発症から数日以内に自然に軽快し，治療の必要はないとされるが，このような症状が4週間以上継続する場合や，いったん症状が消失しても再発したような場合は産後うつ病への移行が考えられるため，マタニティブルーズの症状の重さや期間に注意が必要である．

❸ 産後うつ病のスクリーニング時のかかわり

　出産後1，2週から数カ月以内に発症する産後うつ病は，早期に発見し，対処することが重要である．今日では，Coxらによって開発されたエジンバラ産後うつ病自己質問票（Edinburgh Postnatal Depression Scale：EPDS）[5]（p.46）を用いた1次スクリーニングが実施されている．これは10項目から構成される自記式質問票で，産後1〜2カ月，

2〜3カ月，5〜6カ月の各時点で活用することが推奨されている．わが国では，30点中の9点を区分点としている．

EPDSで9点以上の高得点者に対しては，支持的な態度による面接とともにEPDSの再評価を行う．その結果，うつ病が示唆される場合は専門機関や精神科医師の受診が必要となる．EPDSはあくまでもスクリーニング手法として用いられるべきとされ[6]，臨床では，診断には診断用構造化面接（Structured Clinical Interview for DSM-IVなど）が行われる．

ある研究では，看護師が簡単な2つの質問を尋ねることで，最初のスクリーニングになるという結果が示されている[7]．これは，"Are you sad or depressed ?"（悲しかったり，落ち込んだりしていませんか？），"Have you experienced a loss in pleasure activities ?"（楽しんですることがなくなったというような経験をしていませんか？）というもので，これらの質問に2つともに該当した答えがなされた場合，専門家にリファーするように勧められている．最初のステップとして有用で，これによって産後うつ病かどうかの次の評価が必要とされている．しかし，これはアメリカ合衆国での研究結果であり，産後うつ病には社会的要因も大きいことから，この結果をわが国でも活用できるかについては，さらなる研究が必要である．

しかし，EPDSなどの質問票によるスクリーニングを女性が拒否したりして実施できなかった場合には，身近な存在である看護師がコミュニケーションの中に組みこめる最も簡潔な方法として活用できる可能性はあるだろう．母親となった女性たちは，医療従事者からジャッジ（評価）されたとは，決して感じさせるべきではないとされるように[8]，産後うつ病のスクリーニングで女性が正直に自身の気持ちを表現できるためには，女性が安心できる環境や医療従事者との信頼関係が必要である．

❹ 産後うつ病の症状

産後うつ病を早期に発見，対処するためには，その症状の有無を把握することも必要である．最も特徴的な症状は，育児に関連する不安である．育児に対して自信や喜びを見い出せず，育児に支障をきたすこともある．多くの母親が育児に関して不安をもつのは当然ともいえるが，それが産後うつ病という疾病の症状かを見極めなければならない．

産後うつ病の症状には，精神症状と身体症状がある．精神症状には，抑うつ気分，不安，緊張，集中力の低下，焦燥感，育児に対する自己嫌悪や自責感などがみられ，子どもへの愛情がもてなくなったりする．身体症状には，不眠，頭痛，疲労感，食欲不振，思考力の減退などが現れる．しかしこのような症状は，産後うつ病ではない褥婦にも認められるものも多い．なかでも育児不安は，多くの女性が感じるものである．特に初めての育児に取り組む母親は毎日が，新しいことや自信がもてないことの連続で，不安も募るであろう．しかし，このような症状が2週間以上続き，生活に支障をきたすほどの不安や緊張を示す場合は，産後うつ病の可能性を考え，対処していくことが必要である．

2 産後うつ病の看護診断

1 産後うつ病における看護問題

　看護診断とは，収集した情報やその分析から看護問題を明確化し，看護者間で共通認識できるような簡潔な表現であらわすことである．産後うつ病を早期発見し，対処するためにも，その女性がどのような問題を抱えているのかをアセスメントし，看護診断することが適切なケアにつながる．このような診断過程があることで，実施過程である看護目標が設定され，看護活動が展開し，その成果を評価でき，次のケアに生かしていけるといえる．

　産後うつ病の場合，前述したようにさまざまな症状を呈するため，このような精神的，社会的，精神的症状を含めて，対象者の看護問題となっていることを表わす．医学的な診断名である「産後うつ病」は，疾病や医学的な状況を表すもので，看護診断とは異なる．看護診断は，その人の生活上の問題に焦点化したもので，実在，もしくは潜在的な健康問題や生活過程に対する個人，家族，地域社会の反応についての臨床判断とされる[9]．

　たとえば，産後うつ病と診断されている女性に抑うつ気分が観察されるため，ケアを行うとする．まず，何が抑うつ気分を引き起こしているのかをアセスメントする必要がある．たとえば，「母乳育児がうまくいかないことによる抑うつ気分がある」と看護診断できる状況では，「母乳育児がうまくいかない」ことで気持ちが落ち込み，「抑うつ気分」が引き起こされているのか，反対に「抑うつ気分」によって授乳できず，「母乳育児がうまくいかない」ことになっているのかどちらが主体かを見極めて表現されなければならない．

　また，ある女性の抑うつ気分は，「夫の育児に対するサポート不足」によって引き起こされているかもしれない．しかし，産後うつ病は，前述したように多くの要因がかかわっていることから，直接的で単一の要因を抽出することは困難かもしれない．たとえ同じ「抑うつ気分」という症状が観察されても，その女性に「抑うつ気分」をもたらしたものは何かを総合的に看護の視点から，個別に問題をアセスメントし，的確に状況を把握し，表現することが重要である．この看護診断に応じて，何を目標にしてどのような介入を行うのかという方向性が導かれるので，的確な看護診断が重要である．

2 NANDA-I（North American Nursing Diagnosis Association International）の看護診断

　現在，わが国でもNANDA-Iの看護診断は広く使用されている．これは1973年に発足したアメリカ看護診断協会が，2002年に名称変更された北米看護診断協会（North

American Nursing Diagnosis Association International)[10]により開発された標準看護用語である．2，3年ごとに定義集が発行され，現在はNANDA-I 2018-2020が最新であり，日本語訳も出版されている[11]．NANDA-Iの看護診断に関する詳細は専門書に委ねるが，NANDA-I 2018-2020には13の領域（ドメイン）が示されている（表4-1）．こ

表4-1　NANDA-I　看護診断2018-2020での領域

領域1	ヘルスプロモーション
領域2	栄養
領域3	排泄と交換
領域4	活動/休息
領域5	知覚/認知
領域6	自己知覚
領域7	役割関係
領域8	セクシュアリティ
領域9	コーピング/ストレス耐性
領域10	生活原理
領域11	安全/防御
領域12	安楽
領域13	成長発達

（Herdman TH, Kamitsuru S：NANDA International Nursing Diagnoses：Definitions and Classification 2018-2020. 2017/ 上鶴重美訳：NANDA-I看護診断　定義と分類 2018-2020　原書第11版, pp.95-105, 医学書院, 2018 より作成）

れらの各領域には類（クラス）が属し，さらに診断概念が明確に提示されている．領域のうち，特に産後うつ病の特徴的な症状にかかわるものとして，領域6「自己知覚」，領域7「役割関係」，領域8「セクシュアリティ」，領域9「コーピング/ストレス耐性」がある．

　たとえば，領域6，類2の診断概念である「自尊感情」では，診断名として「自尊感情慢性的低下」，「自尊感情慢性的低下リスク状態」，「自尊感情状況的低下」，「自尊感情状況的低下リスク状態」があげられている．産後うつ病の女性が，自身の育児について自信が持てず，母親失格だと感じているあるケースでは，「自尊感情状状況的低下」という診断名が適当かもしれない．この定義は「現状に対して，自己価値の否定的な見方が生じている状態」であり，診断指標（観察可能な手がかりには，以下のものが挙げられている[11]．

- 無気力
- 自己否定的な発言
- 優柔不断な態度
- 自己価値に対する挑戦的な現状
- 自己主張的でない振る舞い
- 状況への対処能力を過小評価する
- 目的がない

NANDA-Iの看護診断では，すでに示されている診断ラベルから選択し，それぞれの診断レベルごとに定義と診断指標があるので，正しく用いられれば正確な診断をつけやすい．このような特徴から，電子カルテに導入されている医療機関もある．一方，複雑多岐にわたる臨床状況に認められるすべての問題はカバーされていないので，それをどのように扱うかは課題とされている．

③ Gordonの看護診断

Gordonによる「機能的健康パターン」の枠組みを用いた看護診断も邦訳されているので[12]，わが国でも使用している医療機関や教育機関が多い．この中には，先述したNANDA-Iで承認されている診断も含まれているが，著者であるGordonが看護実践には有効として，独自に開発したものも示されている．詳細は専門書に委ねるが，系統的に情報収集するためのアセスメントカテゴリーとして11の枠組みを示している（表4-2）．

表4-2 Gordonの看護診断における機能的健康パターン

健康知覚－健康管理パターン
栄養－代謝パターン
排泄パターン
活動－運動パターン
睡眠－休息パターン
認知－知覚パターン
自己知覚－自己概念パターン
役割－関係パターン
セクシュアリティ－生殖パターン
コーピング－ストレス耐性パターン
価値－信念パターン

(Gordon M：Manual of Nursing Diagnosis（11th edition），2007／看護アセスメント研究会訳：ゴードン看護診断マニュアル，原書第11版，医学書院，2010より作成)

このうち，「自己知覚－自己概念パターン」の中には，「反応性うつ状態（状況を特定する）」という診断ラベルがある[12]．これはNANDA-Iの看護診断にはないもので，独自に開発されたものである．この定義は，「状況的な脅威と重なりあった自尊感情，価値または能力の急速な低下」とされている．診断指標としては以下のものがあげられている．

- ある状況について悲しみ，絶望または無力を表明する（状況を特定する）
- 自己価値（自尊感情）に対する疑問が持続している，または失敗感（現実的もしくは想像上）
- 悲観的な見通し

さらに，これらの診断指標以外に，以下のものの1つ，またはそれ以上の手がかり（特徴）があるとされている．

- 拒絶される可能性を避けるために他者からひきこもる（現実的または想像上）
- 一般的に他者への信頼の欠如に関連した他者の言葉，行為に対する疑いまたはそれらに過敏になる
- 自殺するという強迫観念または自殺企図（観察されるなら，即座に評価が必要である）
- 無力と怒りの感情に関連した他者への極端な依存
- 誤った方向に向けられた怒り（自己に向けられた）
- いつも怒りっぽい
- 罪悪感
- 読むこと，書くこと，会話することに集中できない
- 身体活動，書記時，睡眠，性的活動における変化（通常は減退する）
- 朝の目覚めが早い

　Gordonの看護診断でも，NANDA-Iの看護診断用語が基礎となっているが，双方ともにまだ検証の余地があるとされている．看護診断ラベルにあてはまらない状況も多く，特に産後うつ病にある女性の看護診断は，それぞれの状況が特異的，個別的であるので，よく観察して情報を分析し，その女性を総合的にとらえることが重要である．

④ 産褥期のマタニティ診断

　看護診断は，健康障害者を対象とした問題焦点型の看護診断名が多い．しかし出産は情緒的，スピリチュアルな側面をあわせもつ正常で生理学的なプロセスであり，病気ではなく，健康な心身機構としてとらえることもできる．そのため妊娠，分娩，産褥各期と新生児期にある母児を対象とするウェルネス型看護診断として，マタニティ診断が用いられている[13]．産後うつ病を早期に発見し，対処するためにも，すべての出産後の女性にマタニティ診断を実施し，良好もしくは適切な状況であるのか，正常から逸脱しているのか，ケアが必要なのかを判断することが必要である．

　マタニティ診断には，生理的な営みに伴う経過の診断，および経過診断に基づく健康生活診断の2つがあり，それぞれには類型がある．詳細は，専門書に委ねるが，産褥期におけるマタニティ診断の一覧として，**表4-3，4-4**に示す．このように，産褥期の経過診断には3類型と10の診断名，産褥期の健康生活診断には4類型と42の診断名がある．

表 4-3 産褥期の経過診断の類型と診断名

類型	診断名
1. 産褥日数	産褥○日である
2. 産褥経過	生殖器の復古　良好
	生殖器の復古　要経過観察
	生殖器の復古　要精査
	乳房の変化　良好
	乳房の変化　要経過観察
	乳房の変化　要精査
3. 母体の状態	身体的変化　良好
	身体的変化　要経過観察
	身体的変化　要精査

(日本助産診断・実践研究会編集：マタニティ診断ガイドブック　第5版, p.132, 医学書院, 2015 より)

表 4-4 産褥期の健康生活診断　4 類型と 42 の診断名

類型	診断名
1. 基本的生活行動	食事行動　適切
	食事行動　要支援
	排泄行動　適切
	排泄行動　要支援
	睡眠　適切
	睡眠　要支援
	動作　適切
	動作　要支援
	運動・休息　適切
	運動・休息　要支援
	清潔行動　適切
	清潔行動　要支援
2. 精神・心理的生活行動	情緒　安定している
	情緒　要支援
	不安への対処行動　とれている
	不安への対処行動　要支援
	出産したことの価値　みいだしている
	出産したことの価値　要支援
	出産の受容　している
	出産の受容　要支援
	ボディ・イメージの変化　受容している
	ボディ・イメージの変化　要支援
3. 社会的生活行動	パートナーとの関係　良好
	パートナーとの関係　要支援
	家族関係　良好
	家族関係　要支援
	支援体制　活用している
	支援体制　要支援
	役割の調整　できている
	役割の調整　要支援
4. 出産育児行動	産後のマイナートラブルへの対処行動　とれている
	産後のマイナートラブルへの対処行動　要支援
	育児プランの調整　できている
	育児プランの調整　要支援
	育児技術　できている
	育児技術　要支援
	授乳行動　とれている
	授乳行動　要支援
	乳房の自己管理　できている
	乳房の自己管理　要支援
	愛着行動　とれている
	愛着行動　要支援

(日本助産診断・実践研究会編集：マタニティ診断ガイドブック　第5版, p.133, 医学書院, 2015 より)

　　産褥期のマタニティ診断を行うことで，出産後の女性の状況を総合的に捉え，分析することができる．たとえば，類型 2 の「精神・心理的生活行動」で，「情緒　安定している」という診断名の定義は，「感情の調整ができ，落ち着いて行動している状態」とされ

ている．さらに診断指標としては，以下の8つがあげられている[13]．

- 表情が穏やかである
- 笑顔がみられる
- 喜怒哀楽をコントロールしている様子がみられる
- 筋道をたてて話している
- 自分の考えを表現できている
- 相手を見つめて話している
- 相手の話を聞こうとしている
- 場に応じた態度がとれている

診断名で「情緒　要支援」とされるのは，これらの診断指標の一部に合致しない点が認められるときとされ，例として，「無表情」「落ち着きがない」「多弁」「涙もろい」があげられている．このような1つひとつの類型に照らし合わせながら，女性を診断していくことで，産後うつ病の早期発見とケアにもつながる．

⑤ 新生児期のマタニティ診断

産褥期は，出産後の女性とともに新生児に対しても同時にケアを行う必要がある．女性と新生児の母子相互作用の観点からも，双方ともにアセスメントすることが重要である．新生児期のマタニティ診断の一覧は，表4-5，4-6に示すとおりである．このように新生児期の経過診断は4類型と16の診断名，健康生活診断は2類型と12の診断名がある．

表4-5　新生児期の経過診断の類型と診断名

類　型	診断名	
1. 日齢	日齢○日である	
2. 出生直後の状態	成　熟	している
	成　熟	要経過観察
	成　熟	要精査
	活　気	良好
	活　気	要経過観察
	活　気	要精査
3. 早期新生児の状態	生理的変化	良好
	生理的変化	要経過観察
	生理的変化	要精査
4. 新生児の経過	健康状態	良好
	健康状態	要経過観察
	健康状態	要精査
	発育・発達状態	良好
	発育・発達状態	要経過観察
	発育・発達状態	要精査

（日本助産診断・実践研究会編集：マタニティ診断ガイドブック　第5版，p180，医学書院，2015より）

表4-6　新生児期の健康生活診断の類型と診断名

類　型	診断名	
1. 養　護	哺　乳	良好
	哺　乳	要支援
	清　潔	保たれている
	清　潔	要支援
	安　全	保たれている
	安　全	要支援
2. 環　境	室内環境	良好
	室内環境	要支援
	寝床内環境	良好
	寝床内環境	要支援
	人的環境	良好
	人的環境	要支援

（日本助産診断・実践研究会編集：マタニティ診断ガイドブック　第5版，p181，医学書院，2015より）

たとえば，新生児期の健康生活診断の第2類型である「環境」のうち「人的環境」において，「人的環境　良好」と診断される定義は，「児にとって望ましい人的環境が確保されている状態」とされ，診断指標として以下6つが示されている[13]．

- 丁寧に接せられている
- 語りかけられている
- 笑いかけられている
- あやされている
- 表情や動きに反応されている
- 家族全員に大切にされている

　反対に「人的環境　要支援」は，「診断指標の一部に合致しない点が見られる状態」とされ，例として「スキンシップ不足」「家族の関心不足」「粗暴な扱いを受けている」があげられている．もしも新生児が，このように「人的環境　要支援」であれば，その母親は，産後うつ病やマタニティブルーズの症状があるために，新生児のケアができない状態で「人的環境　要支援」にあるのかもしれない．母子それぞれを正確に診断し，母子を一体として総合的に捉えることで，母子の健康障害も早期に発見できる．産後うつ病は，母子の愛着関係や子どもの発育，発達にも大きく影響する．そのため，ウェルネス型看護診断であるマタニティ診断から早期発見し，早期介入，ケアにつなげていくことが重要である．

■ 文　献

1) Dennis CL, Creedy D：Psychosocial and psychological interventions for preventing postpartum depression, Cochrane Database Systematic Review, ct 18 (4), CD001134, 2004.
2) Beck CT：Predictors of postpartum depression；an update. Nurs Res, 50 (5)：275-285, 2001.
3) Robertson R, et al.：Antenatal risk factors for postpartum depression；A synthesis of recent literature. Gen Hosp Psychiatry, 236：289-295, 2004.
4) Kennerley H, Gath D：Maternity blues. I. Detection and measurement by questionnaire. Br J Psychiatry, 155：356-362, 1989.
5) J Cox, J Holden 著/岡野禎治，宗田　聡訳：産後うつ病ガイドブック―EPDSを活用するために．南山堂，2006.
6) 岡野禎治・他：日本版エジンバラ産後うつ病自己評価票（EPDS）の信頼性と妥当性．精神科診断学，7：525-533，1996.
7) Jess DE, Graham M：Are you often sad and depressed？Brief measures to identify women at risk for depression in pregnancy, MCN the Am J Matern Child Nurs, 30 (1)：40-45, 2005.
8) Beck CT：Postpartum depression；it isn't just the blues. Am J Nurs, 106 (5)：40-48, 2006.
9) 黒田裕子・他：日本におけるNANDA看護診断の使用頻度に関する実態調査．看護診断，8 (1)：6-14，2003.
10) http://www.nanda.org/
11) Herdman TH, Kamitsuru S：NANDA International Nursing Diagnoses：Definitions and Classification 2018-2020. 2017.／上鶴重美訳：NANDA-I 看護診断　定義と分類 2018-2020　原書第11版，医学書院，2018.
12) Gordon M：Manual of Nursing Diagnosis (11th ed)，2007.／看護アセスメント研究会訳：ゴードン看護診断マニュアル．原書第11版，p.277，医学書院，2010.
13) 日本助産診断・実践研究会編集：マタニティ診断ガイドブック　第5版，医学書院，2015.

第5章 産後うつ病のケア

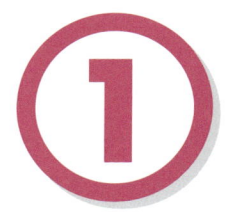

① 正常分娩・帝王切開・不妊に対する心のケアと家族のケア

　第4章では，①妊娠期から産後うつ病のリスク因子の有無や程度を見極めて，発症前から対処し，産後うつ病を早期に発見することが重要であること，②産後うつ病が複雑な発症メカニズムをもっていることから，リスク因子をもつ女性だけではなく，すべての妊産褥婦に産後うつ病を予防するための介入と早期発見が重要であると述べられている．

　そこで，本章では，産後うつ病を予防するための介入と早期発見をするための具体的なケアについて，マタニティサイクルを縦断的にとらえ，妊娠期，分娩期，産褥期，育児期の各期ごとにどのようなリスクがありケアを実施すればよいのかを示した後，産後，マタニティブルーズに陥った女性に対するケアの事例を紹介する．

1　産後うつ病予防のための介入と早期発見のためのケア

① 妊娠期のケア

1）リスク因子とケアのポイント

　妊娠期での精神的・心理的ケアは，図5-1で示すように妊娠に対する受容，不快症状，妊娠中のストレスに対するものである．これらの身体的，精神的な変化から生じるストレスに対し，どのように対処しようとしているのか，あるいは対処したのかが母親

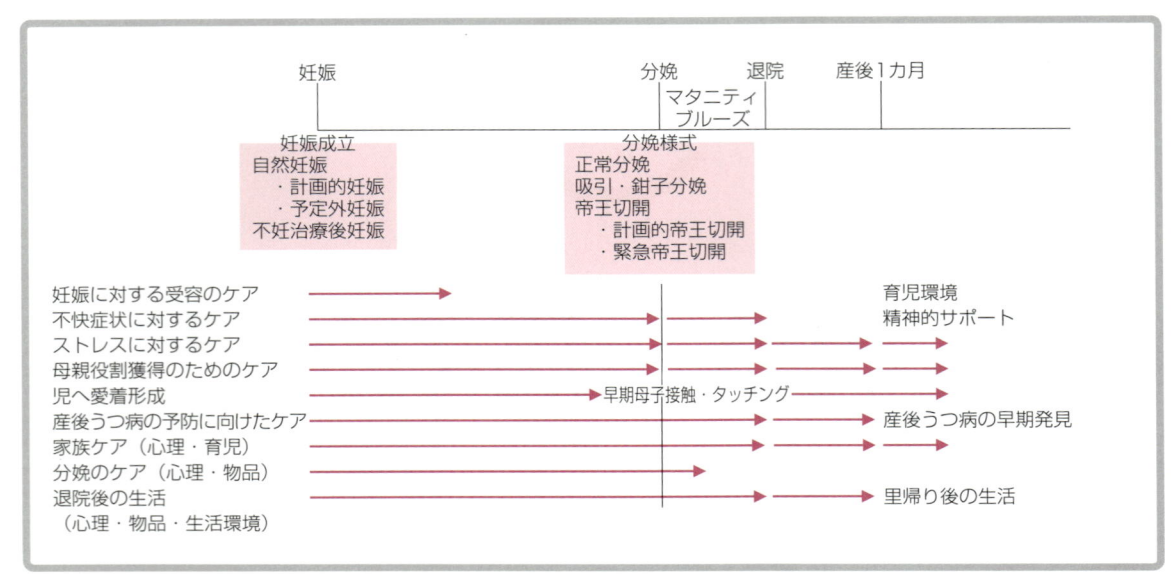

図 5-1　マタニティサイクルの特徴と支援

役割獲得に大きく影響を及ぼすため，妊娠中からのケアが重要である．妊娠に対する受容のケアは，夫婦関係が悪い女性や望まない妊娠の場合は，妊娠・出産について葛藤が生じやすくなる．勤労女性は，仕事の中断や出産後の仕事復帰へのタイミング，仕事と育児の両立と夫との役割分担などについて考えなければならない．さらに，周産期は女性自身にとって，これまでの成育史が再現されるためライフサイクルにおける重要な時期でもあるといえる．よって，医療者は妊婦自身の背景や家族背景を含め妊娠継続の意思や意向を確認しながら支援を行う必要がある．

不快症状に対するケアは，悪阻や排泄（尿失禁，便秘）などの身体症状を伴うものである．妊娠中のストレスに対するケアとして，不快症状を伴う身体症状がストレスになることもあれば体形の変化に伴うものや仕事や家族関係のストレスもある．これらのケアにより，妊婦が正常に妊娠経過をたどり，自身でセルフケアを行えることを支援することが重要となる．特に，妊娠中に伴うストレスに十分に対処できないことは，産後うつ病を引き起こす要因となるため，ストレスが回避できるようなケアが必要である．

2）不妊治療後の妊娠期の援助

不妊は，挙児を希望する男女にとって深刻な問題であり，経済面を含め治療に対する不安や周囲の固定概念，社会的偏見などによるストレスの蓄積などといった精神面の問題も存在する．不妊症の夫婦は 10 組に 1 組の割合で存在し，この割合は昔も今も，また欧米とわが国とでも差はないといわれている．不妊治療は，生殖補助医療（ART：assisted reproductive technology）が導入されて以降，急速な発展を遂げ，治療過程も複雑化してきている．そのため，ART では，妊娠成立というアウトカムのみを重視しており，「不妊」という心の傷（stigma）を抱えた夫婦の心理状況と治療によって出生した

子どもの心理的，肉体的影響を考慮する必要がある．不妊症の治療を行った夫婦にとって「不妊である」という心の傷と治療過程において受けたストレスは計り知れないものであり，精神的，肉体的，経済的負担などの問題を抱えている．

不妊治療は，繰り返し行われ，妊娠が成立しないたびに挫折感や喪失を体験するため，治療期間の長期化によりストレスの経験を重ねることになる．そのため，不妊カップルを支援することが生殖医療に関するメンタルヘルスとして重要とされている．不妊の独特かつ複雑な心理過程と生殖補助医療について基本的な知識を有した生殖医療コーディネーターやカウンセラーが，支援体制の強化をしているが，マンパワー不足から十分な援助が困難となり，充実していないのが現状である．

不妊症と診断された初期の反応は，ショック，不信，怒り，罪悪感であり，長期になると自己の感情コントロールの低下，自尊感情の低下，不安，抑うつ感が生じる．治療を受けても妊娠するかしないかが不確実であり，将来の見通しが立たないことから，不妊症であることが人間として，女性として否定されたような感覚を体験したり，自分自身の価値や身体についての不全感が生じ，基本的なアイデンティティを揺さぶられることになる．そのため不妊症は，身体，自尊感情，他者との関係に影響を与えるアイデンティティの危機とされ，夫婦関係から親役割の移行や親が祖父母に移行する祖父母役割の喪失を意味し，月経のたびに見えない喪失体験を繰り返し，慢性的な死別体験を重ねているのである．

このようにして不妊治療を行い，妊娠しても，妊婦は多胎妊娠*や高齢初産，流産や子宮外妊娠，胎児奇形，早産の発生率が高いことから，妊娠継続や出産に対する不安を抱きながら妊娠期を過ごすことになる．分娩に関しては，不妊治療による貴重児であるという心理的な理由で選択的帝王切開が行われることも多かったが，現在は産科的適応のみに限られ減少している．

* ARTによる移植胚数を原則として1個とする見解が示されており，今後は多胎率が減少することが期待されている．（移植胚数：35歳以上，または2回以上続けて妊娠不成立であった女性については2胚移植が許容される）

Bernstein[1]は，不妊症治療が長期にわたり不妊であることがアイデンティティの中心となった場合は，妊娠・出産・育児への移行が困難であると述べている．また，Garner[2]は不妊治療を行った後の妊娠の心理について，不安が強く胎児への愛着をもつために精神的エネルギーを浪費しやすく，不妊期間中に孤独感を抱いている場合は妊娠中や産褥期まで孤独感が延長するため，内向性の気分の揺れが，よりその思いに付加される状態であると述べている．そのため，不妊治療後の妊娠は，治療過程における負担に加え，妊娠中から流産や胎児奇形のリスクを含め多重の不安やストレス，孤独感を抱いていることから，産後うつ病の要因が多く妊娠中から産後まで継続的ケアが必要になる．よって医療従事者は対象がどのような不妊症治療の経緯をたどって妊娠し，妊娠・出産・育児の心理過程を経たのかアセスメントし，支援していく必要がある．

2 分娩期のケア

1）分娩様式とケアのポイント

　分娩期のケアは，図5-1で示すように分娩様式には経腟分娩として正常分娩，急遂分娩（吸引・鉗子分娩）があり，医学的介入として帝王切開術がある．経腟分娩は，できる限りバースプランに沿ったケアを提供し，産婦の頑張りを認め励ますことである．また，できる限り産婦を一人にせず医療者が付き添い，進行している分娩経過をわかりやすく説明し不安の軽減を図ることが重要である．また，バースプランに沿えないことや処置が必要になった際は，説明を行って同意を得てから実施し，納得をして処置を行うことが大切である．

　分娩の終了の受容，児との分離不安や児の愛着形成に大きく影響を及ぼすため早期母子接触が実施されることもある．これは，愛着形成や分娩終了の認識のためのケアであると同時に母児の様子を観察することができ産後うつ病予防のための支援の1つとなる．

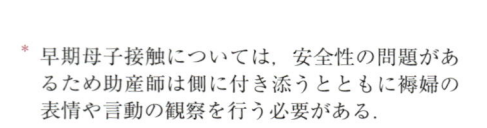

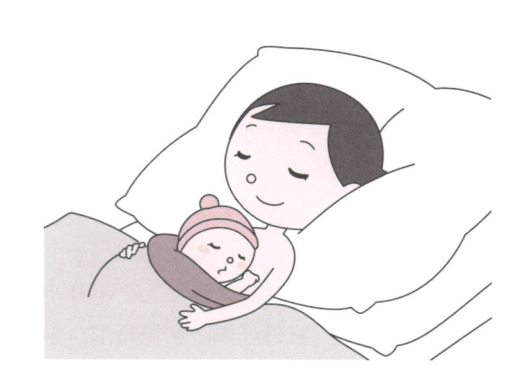

＊ 早期母子接触については，安全性の問題があるため助産師は側に付き添うとともに褥婦の表情や言動の観察を行う必要がある．

2）帝王切開術の場合の援助

　米国[3]と同様にわが国[4]の帝王切開術の頻度は，生殖補助医療技術の発展による多胎妊娠，少子化や晩婚化に伴う高齢妊娠の増加により，ハイリスク妊娠とともに増加している．これらの要因によって，新生児はNICU/GCUに搬送され，母子分離されることも少なくない．また，帝王切開術後は，術後の管理や身体的侵襲，母体疲労があるため身体の回復を図ることと折り合いをつけながら母乳や育児を行う．そのことから，術後早期は母子分離することが多くなるため，褥婦の精神的なサポートが必要である．自然分娩志向が高まる中，母子の安全面から帝王切開術による医療介入が必要なこともあるが，医療者は産婦の心理として自然分娩を行えなかった失敗感や自己価値観に喪失を感じる場合があることを理解し，心のケアを行う必要がある．

　計画的帝王切開術の場合は，事前に手術の説明をするので，産婦は手術に関する知識を得られ，予期的悲嘆作業を行うことができるため，心理的負担感は軽減される．計画的帝王切開の産婦の情緒反応として納得型，あきらめ型，否定的の3タイプがあり，喪失感が長期化することは，恐怖体験や妊孕性の喪失，術創に対する嫌悪からのボディイメージの喪失へとつながることになる[5]といわれている．

また，緊急帝王切開術の場合，「陣痛に耐えられなかった」「下から産めなかった」「自分で産むことができなかった」という失敗感，葛藤や怒り，夫に対する罪責感，術後の経過に対する不安が生じ，分娩経過について十分に説明されなかったことに対し医療者への怒りを抱いていることがある．

　帝王切開術での分娩を受容する段階は，驚き・ショック段階，悲しみまたは怒りの段階，あきらめ・解放の段階，そして受容の段階をたどる[6]とされているが，術後に褥婦がどの受容段階であるのかアセスメントし，適切に受容の段階がたどれるように支援する必要がある．

　帝王切開術が決定された時期（知らされた時期），妊娠中の帝王切開術についてどのように知らされ教育されたのか，抱いていたイメージ，出生直後や産褥早期における子どもとのかかわり，帝王切開術に対する重要他者（夫や家族）の反応などである．重要他者の否定的反応は褥婦の悲嘆に大きく影響を及ぼす．

③ 産褥期のケア

1）マタニティブルーズに対するケアのポイント

　出産直後から数日後ごろまでに，マタニティブルーズが発症することがある（図5-1）．これは，産後の入院中に生じる気分障害に準じた現象であり，発症から数日以内に自然軽快する一過性の現象であるため，特別な治療の対象にはならない．しかし，Henshawは，重症のマタニティブルーズを経験した女性の約25％が大うつ病を発症し，注意が必要である[7]と報告している．マタニティブルーズの要因は，心理学的要因，内分泌学的要因，社会的要因，環境要因が関連しており，マタニティブルーズの診断基準[8]（表5-1）により，褥婦の状態を見極め，適切なケアや育児支援を提供し，退院後を見据えた継続的なケアを行うことが必要である．Dalton[9]は，マタニティブルーズの褥婦に対して，実施すべき重要なこととして以下の事項をあげている．

- 自由に話させること
- 配慮と共感を示す
- 限りない忍耐と理解力をもつ
- 決定的な決断をするためには待つ
- 実際の援助を申し出る
- ほかの子どもたちにも関心を示す
- 必要な時いつもそばにいてあげる
- 彼女にデンプン質の食物を含む健康な食事をするように勧める
- いつ医師に助けを求めればよいかを知る

表5-1　マタニティブルーズの診断基準

マタニティブルーズの診断のためには，以下のAからDまでのすべての項目を満たす
A．以下の2項目の両方を呈する状態が，出産後でかつ5日までに発症し，産後2週間未満で消失する 　1）特別な状況と関連なく泣きたくなったり，実際に（数分間）泣くなどの涙もろさ 　2）抑うつ感
B．以下の症状のうち少なくとも2項目を満たす 　1）不安（過度の不安） 　2）緊張感 　3）落ちつきのなさ 　4）疲労感 　5）食欲不振 　6）集中困難
C．RDC（research diagnosis criteria）の定型うつ病，準定型うつ病，循環気質型人格，気分易変型人格，断続うつ病，双極性障害，恐慌性不安障害，全般性不安障害，強迫症，恐怖症，身体化症，摂食障害，統合失調症，分裂感情障害，分類不能の機能性精神病，のいずれの基準をも満たさない
D．RDCの器質的疾患，精神活性物質常用障害，人格障害のいずれからも説明できない

（山下　洋：マタニティブルーズの本邦における実態とその対策─診断基準とスクリーニングシステムの構築について─．厚生省心身障害研究報告書．pp.50-54，1994）

　ここで注意しなければならないのは，産後うつ病とマタニティブルーズとの違いについてである．産後うつ病の発症の頻度や，その時期についての特徴を理解して早期発見できるようにしなければならない．また，産後うつ病に影響を及ぼす分娩の関連因子は，分娩時出血による貧血，腰痛，尿失禁，会陰切開創の疼痛や腫脹などの不快症状であり，合併症や早期復職などもリスク因子であるため苦痛に対する看護診断を行い，ケアを実施しての苦痛の軽減を行っていく必要がある．また，産後の早期社会復帰など褥婦を取り巻く環境や社会背景，家族との関係性が産後うつ病に関連してくるため，医療者は入院中に適切な治療や看護が受けられ，個々の状態を診断し必要に応じて継続的に支援を受けられるように退院後の調整を図ることが大切である．

2）帝王切開術後の心理的ケアのポイント

　分娩は女性のライフサイクルにおいて貴重な体験である．生まれた子どもに対して嬉しさや幸福を実感できる一方で，自分の理想としていた出産と現実との乖離を感じることも少なくない．緊急帝王切開術となった場合，恐怖と衝撃は大きく無力感や罪責感を抱いたり，トラウマになる場合がある．よって，帝王切開術後のケアとして，体験したことを言葉にして語ることにより，自分自身に起きたことを理解して全体像を理解することができる．このことは自分の体験を統合するという側面をもっているため，起こった出来事を認識して記憶の断片をつなぎ合わせていくことは大切なことである．そのため，以下のケアを行う．

- 帝王切開術に至った妊娠・分娩の経緯，帝王切開術の方法について本人と家族にもわかりやすく，安心感をもてるような方法で伝える．その際，褥婦や夫が感情を抑制したり否定せずに，素直に表出できるように支え，感情を受け止める．

- 帝王切開術で出産したことによる喪失感や劣等感を抱かないよう，分娩に対する思いを受け止め，帝王切開術を選択した過程や分娩経過について振り返り，その後の子育てに支障をきたさないように支える．

  （方法：術後2，3日目以内にリラックスできる環境を整え，破水や陣痛が発来した時から，分娩第一期で起こった出来事を産婦自身の言葉で振り返れるように支援する．）

- 褥婦は術後の回復過程にあるが，疼痛や身体状態，疲労，精神状態についてアセスメントし，個々の状態に合わせて援助する．
- 授乳のケアは児の「欲しがるサイン」に合わせて授乳を開始し，母親の意向に沿って行う．その際，授乳体勢は，術後の創部痛を引き起こさない体勢がとれるように援助する．
- 疲労や身体的苦痛について適宜アセスメントを行い実施する．

硬膜外麻酔を用いている場合は，出生直後より母子の面会やタッチングを行い，緊張した状態から解放され，出産したことを実感し，愛着形成が促せるように支援する．帝王切開術後は，身体的状況から早期母子接触が遅れ，母子分離不安を抱くことがあるため，早期面会や母乳育児を行えるように支援する必要がある．

3）不妊治療後の妊娠に対するケア

医療者は女性たちが体験したさまざまな思い（長期間の治療，妊娠しても流産を体験）を丁寧に取り扱い，女性たちの悲しみ，怒り，自己不全感，消耗感などをケアすることが必要である．また，不妊治療による多胎の育児は，身体的・精神的・経済的な負担が大きいとされており，虐待を受けている子どもの10％は多胎児であったとの報告もある．児に障害がなくても，早産や低出生体重児であることにより母親が自責の念を募らせたり，育児不安を感じるなどして，母児関係に問題を生じることも少なくない．さらに児の合併症などが療育上のストレスを増長し，児に対する否定的な感情が増すとされているため，医療者は，こうしたリスク因子から母親がうつ病を発生することがないよう，養育には父親・祖父母または地域のサポートが得られるよう支援を行う必要がある．

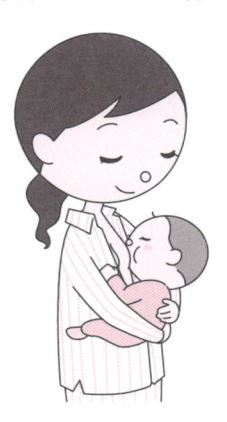

④ 育児期のケア

1）褥婦を支える家族に対する支援

　妊娠・出産は新しい家族の誕生を迎え，妻から母親へ役割の変化を遂げる発達的危機であり，育児のスタートである産褥期から育児技術を習得し，円滑に行うことができるように支援することは重要な課題である．

　一方，近年，家族看護が注目されており，母親のみならず家族全体を看護・助産援助の対象とすることが必要となっている．こうした視点をもち，新しく生まれた児を家族として円滑に受け入れ，育児環境を整えていくことが重要な意味をもつといえる．

　夫婦関係の不和や葛藤などが，産後うつ病など褥婦の精神障害の大きな誘因となることが知られている．また，褥婦自身も支えて欲しい重要な人物として夫を希望しており，夫の理解と援助が重要である．母親が産後うつ病になり治療を行うためにも，子どもの養育環境の調整を行い，夫が家事や育児を分担することが必要になるため，状況によっては，夫の仕事にも影響が生じる．しかし，母親が産後うつ病になった場合，どのように支えていけばよいのか戸惑うこともあるため，夫が産後うつ病や育児に対する十分な知識を持ち，育児支援を行い，生活環境を整えてもらう必要がある．夫は，褥婦が信頼をおけるキーパーソンであるため，褥婦の話をよく聞き，共感し，心理的支えとなることが必要である．

　核家族化が進んだ現在は，入院中に夫にも育児指導（沐浴・授乳・オムツ交換）を行い，自宅で母親の支援が行えるようにしている施設もある．このように夫が家事・育児を行い，母親が育児の責任を一人で背負いこまないように協力を求める必要がある．母親は理解してもらえない寂しさを感じ，孤立しないよう，母親への声かけや育児を頑張っていることを認める言葉かけをして孤独感を募らせないようにすることが大切である．

　祖父母は，育児の経験者として褥婦への育児サポートが期待され，育児の協力や情緒的支援者として大切な存在である．わが国の文化においては里帰り出産をする習慣があり，祖父母は産後の褥婦への世話を担う役割もある．しかし，時代背景の違いにより，祖父母と育児観や方法論が異なるため，褥婦との関係性が維持できなかったり，祖父母が就労中の場合，里帰り出産をすることがお互いにストレスとなることもある．そのため，褥婦を受け入れる家族の準備状況を心理的・物理的側面より確認し，褥婦が家族の中で誰に最も信頼をおいているのかを見極める必要がある．

　また，産後うつ症状の強い褥婦の家族は，心理的動揺が大きいため褥婦の状態や今後の状態，接し方，増悪した時の対処法，症状の観察方法について十分に説明し，家族の理解と協力が得られるように調整することが求められる．医療者は家族間の心理的調整と褥婦をいたわり，家事や育児の役割分担など心理的・物理的負担の軽減をできるようにすることが大切である．

⑤ 産後うつ病を発症した場合のケアのポイント

　産後うつ病の褥婦は，病状により程度は異なるが，食欲低下，集中力の低下，対人関係などに影響が生じ，日常生活行動がとれなくなる．そのため，十分な休息と睡眠時間が確保できるように環境を整えることを優先し，入院生活を規則でしばらず，可能な範囲で便宜を図ることが必要となる．また，状態が安定しないために面会の制限を行うことは，長時間の母子分離による不安や母子関係に影響を及ぼす可能性があるため，褥婦の状態について適宜アセスメントを行い，病状の特徴を理解して支援する．

　産後うつ病の褥婦には，非支持的カウンセリングが有効であるとされている．褥婦の話をよく聞き，共感し，心理的支えとなることが必要であり，褥婦との関係性を築くことが褥婦の心理状態を安定させることになる．そのため，看護体制としては，できるだけプライマリーの担当者が継続して一貫性のある看護や支援を行うことが望ましい．

　産後うつ病の症状に変化があった場合，本人が気づくことは困難であるため，夫や家族が産後うつ病の症状に気づき早期受診につながるように指導することが重要である．それと同時に，夫や家族は産後うつ病の女性をどのように支え，育児のサポートを行ったらよいのか戸惑いを覚えていることが多い．そのため，産後の生活に計画や見通しをもっているか，サポートシステムとして家族の協力体制や具体的援助の方法，利用できる社会資源は整っているのかなどを把握し，心身の負担を軽減できるように支援を行う必要がある．

　また，一般的に里帰り出産の場合は，産後自宅に戻り育児を行うことに対して母親の負担が重くなるため，自宅に戻った時期も注意が必要である．家族や夫が産後うつ病の知識を持ち早期に発見できるように，妊娠期間中から家族指導を導入していくことが大切である．

　母親が産後うつ病になったとき，夫や家族に影響を及ぼすため家族関係を含めアセスメントし，母親のキーパーソンの存在を確認し，家族間での役割を果たせる環境に整備する．新生児を迎えた家族が新たな役割を獲得し，母親と新生児が安心して生活できるように支援する．また，家族への接し方として「心配しすぎない」「励ましすぎない」「原因を追及しすぎない」「重大な決定は先延ばしにする」「ゆっくり休む」「母親と適切な距離をおいて見守る」ことができるように支援することが大切である．

2 産後に不安を訴える初産婦へのケアの実際

事例紹介

Aさん，29歳，初産婦．妊娠期間中は，順調に経過した．分娩は自然分娩で，陣痛時に呼吸法がうまくできないことがあったが，助産師が一緒に行うことで実施することができた．分娩後Aさんから「呼吸法や努責がうまくできなくて迷惑をかけてしまった」という言動がみられた．分娩台にて早期母子接触を実施し，Aさんの表情は落ち着いており，児へ声かけをしたり，タッチングを行うれしそうに笑っていた．母乳育児を希望しているため早期に母子同室を行い，授乳を開始した．

産褥1日目，「会陰切開が痛くて赤ちゃんを抱っこするのも大変です」と話していた．産褥3日目，授乳は頻回授乳を行っているが，児の体重減少から母乳分泌不足感と育児による疲労感があり，「夜間は赤ちゃんが気になって眠れない」「育児に対する不安がある」「2カ月の仕事復帰に対する不安がある」などを訴え，涙を流すことがあった．

→ [マタニティブルーズの診断基準（表5-1）よりマタニティブルーズに該当する]

ケアの実際

Aさんは，初産婦であり，児の体重減少からくる母乳分泌不足感と育児による疲労感からくるさまざまな不安を訴え，マタニティブルーズと診断される．このようなAさんに対し，産後うつ病を予防するための援助として，以下のケアが考えられる．

肯定的に受容できるケア

産褥期は，妊娠期や分娩に対する複雑な思いが生じる時期でもある．特に分娩に対する思いは産後の育児への影響を及ぼすことから，Aさんは「呼吸法や努責がうまくできなくて迷惑をかけてしまった」という思いを募らせている．この場合は，妊娠中からの思いや産後の変化を踏まえ気持ちを引き出し，肯定的に受容できるケアが必要である．

分娩に関しては，バースレビュー（分娩想起）を実施することにより，分娩体験が否定的にならないようにし，自己効力感を高め分娩を肯定的にとらえられるように支援を行う．理想や思い通りに分娩が行われなかった時には，喪失体験を最小限にして妊娠中の母親意識や児への思い，産後の思いや育児観を確認し，育児方法などにおいて母親の希望する手法が取り入れられるようにする．

身体的な苦痛の緩和

身体的な苦痛が産後うつ病の要因となることから，縫合部痛，脱肛痛，筋肉痛など身体的苦痛へのアセスメントとケアを行う．Aさんの場合，縫合部痛を訴えているため縫

合部痛の程度を確認し，薬物療法の必要性があるのかをアセスメントして苦痛の緩和を図らなければならない．また，分娩の緊張がとれず身体が硬くなっている場合は，リフレクソロジーや背部・腰部のマッサージや温湿布を行い，リラックスを図り，不適切な授乳体勢によるストレスを抱えないように授乳の援助を行うことが必要である．

不安の緩和

　産後うつ病の特徴的な症状は，児の健康状態に対する過剰な心配，子育ての不安や焦燥感といった神経症的なうつ病を訴えをはじめ，「自分の赤ちゃんに対する愛情が実感できない」「自分は母親として十分に赤ちゃんの世話ができない」などのような自責感や自己評価の低下としてあらわれることがある．

　Aさんは母乳育児を希望して分娩直後より授乳をしていたが，「児の体重減少低下から母乳分泌不足感」により育児全体に対する不安を感じている．この場合，看護診断[8]は「情緒－要支援」となる．また，今後の仕事復帰に対する不安を抱いていることから，看護診断は「不安への対処行動－要支援」となる．

　そこで，支援の方向性として，「児の体重減少低下から母乳分泌不足感」に対するケアが必要となる．児にかかわる不安は，褥婦自身の身体に対する不安よりも深刻に受け止め，抑うつ状態を引き起こす原因となりかねない．そのため，児の体重減少に対しての知識について確認し，母親の乳房の状態や母乳の分泌状況をアセスメントして母乳分泌促進のケアを行い，乳房の自己管理が行えるように支援する必要がある．心理的な支援として，感情表現できるような時間・場所を設定し，Aさんの不安や心配事に耳を傾け，共感する態度で孤独感をもたせないように接する．そしてこの時期の母親にとって最大の心配事である母乳育児について具体的に支援することが大切である．

睡眠時間の確保

　「頻回授乳による疲労と睡眠不足」「夜間は赤ちゃんが気になって眠れない」ことによる不眠がある．疲労や睡眠不足は，抑うつ症状を助長する1つの要因であるため，心身の休養を図る必要がある．睡眠時間の確保は，育児を行っているため困難ではあるが，身体の休息を優先することは大切である．そのため，授乳と授乳の間や夜間に新生児を預かるなどしてAさんの休息を促し，睡眠時間を確保できるように支援することが望まれる．

退院に向けた支援

　Aさんは，2カ月後に予定されている仕事復帰に対しても不安を抱いている．これは，「母乳の分泌不足感」「育児による疲労感」「育児に対する不安」がある状態では，仕事復帰に対する不安を抱くのは当然のことである．しかし，母乳の分泌不足感や沐浴が思ったようにできないなどの育児が困難な項目がある時は，自己に対する過小評価につながるため，育児技術を徐々に習得し，退院までに自信をもって実施できるように支援していくことが大切である．

　退院後の生活においては，夫や家族の支援が不可欠であるため，Aさんの生活環境や

キーパーソン，退院後の準備状況などについて情報収集を行うことが優先される．その後，Aさん自身や家族に対して支援を行う．

Aさん自身に対しては，帰宅後，困難なことがあり，育児不安が出現した際の対処方法（電話相談や受診）について理解してもらい，安心感をもって退院することが重要である．退院後は家族が育児を手伝い，褥婦の負担を軽減できる環境を整えるよう支援する必要がある．そのため退院後の支援者について確認し，育児を続けられるように調整する．

夫や家族に対しては，完璧主義の母親を一人で頑張らせないようサポートし，時々母親を育児から解放させ，手抜きも認めるようにして身体的，精神的な負担が軽減できるように助言する．さらに不安の改善には，家族や友人の援助で孤独にさせないことやリラクセーションとしての産褥体操やCDによる音楽療法などを行うとよいことを情報提供することも有効な方法である．また，支援する人が夫のみである場合は，訪問指導などの行政サービスの紹介やソーシャルワーカー，保健師との連携を図ることが必要になる．また，地域子育て支援拠点事業，一時保育，ファミリーサポートセンター，生後4カ月までの全戸訪問事業，育児支援家庭訪問事業について説明し，Aさんが自ら利用できるように支援することも有効な手段である．

さらにここで最も重要なことは産後うつ病の早期発見である．Aさん自身は育児に一生懸命であるため，産後うつ病の症状に気づくことは困難である．そのため，家族に対して産後うつ病の症状を説明し，早期発見して受診行動をとることができるように説明し理解を得ることが求められる．

退院後の支援（他職者とのコラボレーション）

マタニティブルーズは一過性のものであるが，産後うつ病との関連性も指摘されていることから，入院中にマタニティブルーズの症状を認めているAさんの場合は，1カ月健診までの間の母乳外来や電話相談にてフォローを行い，その後の精神状態を把握し，退院後も継続的に支援することが望まれる．そして1カ月健診でフォローアップし，必要に応じて産後うつ病のスクリーニングを実施し，産後うつ病の早期発見をするための支援が必要である．たとえ産後うつ病にならないとしても，育児不安を助長させていないか確認して，Aさんが看護診断[10]の「褥婦としての役割—とれている」状態にあるかを確認する必要がある．

地域との連携については，退院後に地域に継続看護を依頼し，地域保健師による継続ケアが受けられるようにすることも有効な手段である．

1カ月健診が終了し，外出ができるようになった場合，経験の共有が母親の心を癒すため，自助グループの紹介を行うことも有効である．妊娠中から育児期まで身体的，心理的，社会的側面から全人的なケアが提供されなくてはならない．そのためには，産科医，精神科医，助産師，看護師，リエゾンナース，ソーシャルワーカー，小児科医，保健師などの多職者によるチーム医療が必要である．また，直接的にケアを実施する助産師や看護師は，妊産褥婦に相談を受けやすく，家族との連携を図りやすいため，チーム内で調整を図り，妊産褥婦へ統一した医療・ケアを実施することができるように支援する．

3 妊娠期から産後までの母子と家族のケア

　わが国では，妊産婦健診と乳幼児健診の制度があり母子手帳が普及しているため，産科（新生児）・小児科・保健・福祉の各領域が連携し，妊娠中から出産後まで母親へのメンタルヘルスケアと育児支援を一貫して，継続して実施することができる．産後うつ病は，早期発見，早期ケアや介入，治療などを必要とする疾患であり，早期の介入が期待できるものである．妊産婦や新生児・乳幼児医療に携わる医療・保健・児童福祉などの機関は，その専門領域にかかわらずこの時期の精神保健の問題について正しく新しい知識をもち，各専門領域に応じた母子と家族への育児支援を実践することが望まれる．

■ 文　献
1) Bernstein J, et al：Effect of previous infertility on maternal-fetal attachment copong styles, and self-concept during pregnancy. J of Women's Health, 3（2）：125-133, 1994.
2) Garner CH：Pregnancy after infertility. J Obstet Gynecol Neonatal Nurs, 14（6Suppl）：58s-62s, 1985.
3) Cunningham FG, et al（eds）：Cesarean delivery and peripartum hysterectomy. Williams Obsterics, 23rd ed, McGraw-Hill professional, New York, pp.544-564, 2010.
4) 母子衛生研究会編：母子保健の主なる統計．母子保健事業団，2010.
5) 堀内成子・他：帝王切開分娩における母子相互作用における研究（第2報），周産期医学，17（3）：599-609, 1987.
6) 細井啓子：母性の発達変容過程の研究（5）帝王切開分娩の母親にみられる母性性獲得について，母性衛生，32（1）：68-75, 1991.
7) Henshaw CA：A longitudinal study of postnatal dysphoria. University of Aberdeen, 2000.
8) 山下　洋：マタニティブルーズの本邦における実態とその対策―診断基準とスクリーニングシステムの構築について―．厚生省心身障害研究報告書，pp.50-54, 1994.
9) Dalton K, Holton WM：Depression after childbirth. How to recognize, treat, and prevent postnatal depression／上島国利，児玉憲典翻訳：マタニティブルー―産後の心の健康と治療．誠信書房，2000.
10) 日本助産診断・実践研究会編著：実践マタニティ診断．第2版，医学書院，2011.

② 産後うつ病の母親への母乳育児支援

母親：「最近おっぱいが張らなくなって，子どももまめに欲しがって泣くし，母乳が足りないようなんです．なんだか，もう母乳をあげるのが辛くて…．何もやる気が起きなくて，訳もなく涙が出てきます…」

産後の母親のケアにかかわる者ならば，このような訴えを一度は耳にしたことはあるのではないだろうか？ 分娩後1年間にうつ病を経験する女性は5〜25％[1〜3]と推計されている．わが国でも「産後うつ病疑い（EPDS9点以上）の割合」は2001年に13.4％で「減少傾向へ」との目標が定められ，2013年の最終評価では9.0％となっている[4]．しかし，母親に疲労，涙もろさ，不眠そして育児への不安などがあっても，産後によくある身体不調「産後の肥立ちの悪さ」と解釈されて受診に至らなかったり，見逃され治療の機会を逸することが多い．このように，産後うつ病は保健医療従事者にとって，重要かつ身近な問題である．

一方，厚生労働省の「授乳・離乳の支援ガイド」によると，96％の女性が母乳育児を望んでいる．両者を考えあわせると母乳育児を希望する産後うつ病の母親にはどのような支援を行い，どのような面に配慮する必要があるのか，保健医療従事者は十分に理解しておくことが望まれる．産後うつ病ではソーシャル・サポートの少なさがリスクとなるが，母乳育児においても支援の少ない女性では困難を抱えることが予想される．両者ともに，さまざまな背景のある個々の事例に対し最も適切な支援を検討する必要がある．

1 産後うつ病と母乳育児の関連

乳児と母親に対する母乳育児の医学的・心理学的な利点が年々科学的に明らかになっているものの（表5-2），母乳育児と産後うつ病の関連についてはさまざまな報告があり（表5-3），現時点において一定の見解が確立しているわけではない．母乳育児の定義や抑うつ状態・うつ病の診断方法が統一されていないことがその理由の1つと考えられている．関連なし，とされた研究では「母乳育児」の定義が示されていないものや，母乳育児の程度（母乳のみか，混合か）が明確でないものが大多数である．また，母乳育児により抑うつ状態が悪化，という方向性を示したものは1980年代の研究である．産後うつ病は母乳育児にマイナスの影響（母乳育児がより困難になること，母乳育児に関する自己効力感の低下，早期の中断など）を及ぼすと多くの研究から示唆されているが，母乳育児が産後うつ病の予防になるかどうかはまだ証明されていない．しかしながら，

表 5-2 母乳育児の利点

- ●子どもの健康上の利益
    1. 感染症の発生率と重症度の低下
       細菌性髄膜炎，菌血症，下痢，呼吸器感染症，壊死性腸炎，中耳炎，尿路感染症，早産児での遅発性敗血症など
    2. 健康面における他の影響
       乳幼児突然死症候群の発生頻度の減少
       年長児や成人後でのインシュリン依存性（1型）およびインシュリン非依存性（2型）糖尿病，リンパ腫，白血病，ホジキン病，過体重や肥満，高コレステロール血症，喘息の発生の減少，歯列異常の減少，育児放棄や虐待を受けるリスクの減少
    3. 神経発達
       認知能力に関する発達検査のスコアがわずかに上昇
       痛みを伴う処置に対しての授乳による鎮静効果
- ●母親の健康上の利益
    産後の出血が減少し子宮復古が早められる
    授乳性の無月経のため月経で失われる血液が減り，出産間隔が空く
    妊娠前の体重に早く戻る
    乳癌，上皮性卵巣癌のリスクの減少
    閉経後の大腿骨頚部骨折や骨粗鬆症が減少する可能性
- ●社会的利益
    医療費の減少（米国においては年間 36 億ドル）
    女性，乳児，子どものための公衆衛生プログラムにかかる費用の減少
    親の欠勤とそれに伴う家庭の収入の損失の減少
    人工乳とそれに関連した製品の購入，調乳に要する時間，労力，費用の減少
    乳児の病気が減る結果として兄弟や家事に向ける時間の増加
    人工乳の缶や哺乳びんの廃棄による環境への負担の減少
    人工乳に関わる製品を製造し輸送するために必要なエネルギー量の減少
    災害時には最も安全で唯一手に入る食料となりうる

母乳育児部会：アメリカ小児科学会方針宣言.「母乳と母乳育児に関する方針宣言」2005 年改訂版
BFHI2009 翻訳編集委員会：UNICEF/WHO 赤ちゃんとお母さんにやさしい母乳育児支援ガイド ベーシック・コース. 医学書院，2009
上記をもとに著者作成

　母乳育児に関連する 2 つの重要なホルモン，特にオキシトシンは神経伝達物質として，さまざまな神経細胞と相互に作用しながら，抑うつ状態やストレス反応を緩和し安らぎを与え，情緒的・社会的な絆づくりを促進すると推測されている[8].

　プロラクチンは妊娠中の乳房の発育と乳腺細胞の分化に重要な役割を果たす．妊娠期間を通じて緩やかに上昇し続け，分娩直後が最高でその後ゆっくり低下するが，乳頭の刺激の度に一過性に上昇する．このホルモンは乳汁分泌の開始と乳汁産生の維持に必須であり，授乳しないと産後 2 週間で正常非妊時のレベルに戻る[9]．プロラクチンはストレス時に上昇することが知られており，セロトニン系と協働しなんらかの抗ストレス作用をもつと推測されている．

　オキシトシンは乳汁産生の維持に主要な役割を果たすとともに，子宮の収縮を促す．乳児が吸啜する刺激やそれ以外の刺激（泣き声，匂いなど）にも反応して，下垂体後葉からパルス状に放出され，射乳反射を起こし乳汁を放出させる．前述のようにオキシトシンは神経伝達物質としても働き，鎮静作用，母親のストレスや不安の軽減，愛着行動を促進する作用，痛みに対する閾値を上げるなどさまざまな作用を及ぼすと推測されている[8〜10].

表 5-3 乳児の栄養法と抑うつ症状の関連に関する研究

- ● 母乳育児は抑うつ症状の悪化と関連あり
  - Alder and Cox, 1983
  - Alder and Bancroft, 1988
- ● 人工栄養は抑うつ症状の悪化と関連あり
  - Astbury et al, 1994
  - Gross et al, 2002
  - Green et al, 2006
  - Hannah et al, 1992
  - Groer and Morgan, 2007
  - Mancini et al, 2007
  - Warner et al, 1996
- ● 母乳育児は抑うつ症状の軽減と関連あり
  - Abou-Saleh et al, 1998
  - Groer, 2005
  - Hatton et al, 2005
  - Lane et al, 1997
  - Mezzacappa et al, 2001
  - Tammentie et al, 2002
  - Yonkers et al, 2001
- ● 関連なし
  - Cox et al, 1982
  - Josefsson et al, 2002
  - Kendell et al, 1981
  - Lau and Chan, 2007
  - Mckee et al, 2004
  - O'Neill et al, 1990
  - Ramsay et al, 2002
- ● 抑うつ症状は母乳育児の早期の中断と関連あり
  - Bick et al, 1998
  - Cooper et al, 1993
  - Dunn et al, 2006
  - Galler et al, 1999
  - Galler et al, 2006
  - Henderson et al, 2003
  - Jardri et al, 2006
  - Misri et al, 1997
  - McLearn et al, 2006
  - Papinczak and Turner, 2000
  - Taj and Sikander, 2003
  - Taveras et al, 2003

(Dennis CL et al.: The Relationship Between Infant-Feeding Outcomes and Postpartum Depression; A Qualitative Systematic Review. Pediatrics, 123 (4): e736-e751, 2009)

　以上のことから，母乳育児そのものがうつ病の原因になるとはいいがたい．表5-2に示したように，母親と子どもが母乳育児によりさまざまなメリットを受けるのはもちろんのこと，産後うつ病の母親では，母乳育児を通して育児や子どもの発達に対して肯定的に捉えられるようになったり，達成感を感じたり，主体的に育児参加している実感を得られるようになるかもしれない[10]．しかしながら，後述の事例（p.95）の母親のように産後うつ病における訴えとして，授乳に関する不安や困難さ，児の健康に関する不安が多いのが特徴であり，保健医療従事者も母乳育児による母親への「負担」が産後うつ病の原因になっていると誤認しやすいため，適切なアセスメントが必要である．

　母親が母乳育児上の問題を訴える裏には，母乳育児だけでなく他の問題が隠されている場合が多い．産後うつ病の母親は，しばしば母乳育児の困難を訴える場合があるが，人工乳にすれば必ずしもすべての問題が解決するわけではない．母乳育児の悩みが吐露される場合は，母親の抱えているつらさを傾聴する必要がある（La Leche League International：LLLI 2003）[11]．不適切な支援・指導による母乳育児上の悩みであれば，適切な支援を提供し，予防に努める必要がある．母親が育児上の全責任を負っているような状況では，何度も睡眠が中断されることが抑うつ症状を悪化させたり急変させたりするリスクがあるかもしれない．また母親が授乳をしながら服薬しているときには，自身の内服薬が母乳を通じて児に移行するのではないかというおそれや罪悪感から，抑うつ症状が悪化するかもしれない[10]．保健医療従事者は授乳中の服薬に対する母親の不安な気持ちに寄り添い，母親が適切な情報をもとに納得して治療を受け入れられるよう，根気強く支援する必要がある．

2 授乳中の母親の産後うつ病に対する治療的アプローチ

　治療法にかかわらず，うつ病は認識されていないと，より長期に遷延するため，うつ病を見逃さないことが大切である．母乳育児支援において母親の気持ちを傾聴していく中で，母親の気分の落ち込みや食欲，疲労感などにも注意を払い，産後うつ病の発症を疑った際には，エディンバラ産後うつ病自己調査票（Edinburgh Postnatal Depression Scale：EPDS）（p.46）などを用いて産後うつ病の早期発見に努める．母乳育児を希望しない，母乳不足感が強い，子どもの病気を過剰に心配する，母親が早期の母乳育児の中断を希望するなどを確認した場合は，産後うつ病の可能性も念頭において傾聴する必要がある[7]．

1 ジョイニング，エモーショナルサポート，ソーシャルサポート

　まず母親が支援者と出会うことから治療が開始される．支援者が受け入れられるかどうかは，治療の最も重要なポイントである．産後うつ病の母親の多くは，積極的に話を聞いてもらう（傾聴してもらう）ことで症状が改善し[12]，一度きりの面接によっても症状が改善される[13]といわれており，EPDS で高得点を示した母親に対して，数回の傾聴訪問（listening visit）を提供すれば，症候的なうつ病への発展を予防することができるだろう[14,15]．これは苦悩が他人と共有され，認識されるという事実によるものかもしれない[16]．わが国でも，トレーニングを受けた助産師により構造化面接を行った結果，大うつ病性障害の発生頻度が15％から5％に低下したと報告され，助産師の個別面接という調査自体が予防的介入効果をもたらした可能性も考えられる[17]．面接者が専門家かどうかは治療効果に差がなく[18]，「話を聞いてもらった」「体を気遣ってくれた」「リラックスして話ができた」と感じる程度が強いほど，虐待的子育ての頻度も有意に低いことが認められた[19]．

　面接の際に，母親が何を問題と感じているかはさておいて，面接する側は特に打ち解けることに力を注いでみる．「よく聴いて」「雰囲気・動作をあわせて」「母親（もしくは赤ちゃん・父親や祖母といった登場人物）の物語・関心ごとにあわせて」そして「巻き込まれず適度な距離をとって」[20]母親の話を傾聴し共感する．「この人なら何を話しても評価されたり怒られたりしない」という関係になると母親が気持ちを表出しやすいだろう．

　自分が必要なときに利用できるサポートがある，という認識を母親がもてることにより，産後うつ病のさまざまな症状をやわらげたり適応を促進させたりすることがわかっている[21]．妊娠中より「育児支援チェックリスト（表5-4）（九州大学病院精神科神経科児童精神医学研究室・福岡市保健所共同作成）」などを用いて育児環境を評価するとよい．ソーシャルサポートは，母親にとって子どもが扱いにくいと感じられる場合にとり

表 5-4　育児支援チェックリスト

> あなたへ適切な援助を行うために，あなたのお気持ちや育児の状況について以下の質問にお答えください．あなたにあてはまるお答えのほうに，○をして下さい．
>
> 1. 今回の妊娠中に，おなかの中の赤ちゃんやあなたの体について，または，お産のときに医師から何か問題があると言われていますか？
>   　　　　　　はい　　　　　　　　　　　いいえ
> 2. これまでに流産や死産，出産後 1 年間にお子さんを亡くされたことがありますか？
>   　　　　　　はい　　　　　　　　　　　いいえ
> 3. 今までに心理的な，あるいは精神的な問題で，カウンセラーや精神科医師，または心療内科医師などに相談したことがありますか？
>   　　　　　　はい　　　　　　　　　　　いいえ
> 4. 困ったときに相談する人についてお尋ねします．
>   ①夫には何でも打ち明けることができますか？
>   　　　　はい　　　　　いいえ　　　　　夫がいない
>   ②お母さんには何でも打ち明けることができますか？
>   　　　　はい　　　　　いいえ　　　　　実母がいない
>   ③夫やお母さんの他にも相談できる人がいますか？
>   　　　　はい　　　　　　　　いいえ
> 5. 生活が苦しかったり，経済的な不安がありますか？
>   　　　　　　はい　　　　　　　　　　　いいえ
> 6. 子育てをしていく上で，今のお住まいや環境に満足していますか？
>   　　　　　　はい　　　　　　　　　　　いいえ
> 7. 今回の妊娠中に，家族や親しい方が亡くなったり，あなたや家族や親しい方が重い病気になったり事故にあったことがありましたか？
>   　　　　　　はい　　　　　　　　　　　いいえ
> 8. 赤ちゃんが，なぜむずがったり，泣いたりしているのかわからないことがありますか？
>   　　　　　　はい　　　　　　　　　　　いいえ
> 9. 赤ちゃんを叩きたくなることがありますか？
>   　　　　　　はい　　　　　　　　　　　いいえ

（九州大学病院精神科神経科児童精神医学研究室・福岡市保健所共同作成）

わけ重要になる．たとえば睡眠や授乳のリズムが安定しない，周囲のわずかな変化にも敏感に反応して泣き出す，いったん泣き出すとなかなか泣き止まないなどの徴候の中には，持って生まれた気質によるものがある[22]．

また，子どもが NICU に長期間入院している場合や，子どもがなんらかの疾患を有する場合，また，多胎の場合にも育児面での母親の負担が増加しやすく，「扱いにくさ」をより感じる母親もいるかもしれない．母親が扱いにくさを感じる子どもは，芽生えたばかりの母親としての自信を失わせ，そのことが母親のうつ病の発症につながる可能性がある[23]．しかし，妊娠中に多くのソーシャルサポートをもっていた母親は，たとえ扱いにくい気質の子どもであっても，子育ての自信を失いにくいことが示された[24]．

周産期の女性にとって最も重要なソーシャルサポートの提供者が夫（パートナー）であることは多くの研究から明らかである．保健医療従事者は妊婦やその夫（パートナー）

それぞれが抱く心情や，お互いの関係性についてコミュニケーション・スキルを用いて丁寧に引き出し，特別気になる様子がなければ，ふたりがお互いに支えあえるよう働きかける[23]．夫（パートナー）や他の家族の理解を得ることも産後うつ病の治療においては重要で，「決して怠けているのではなく，これ以上頑張れないほど心身ともに疲れている状態」であり，「十分な休息と家族，特に夫（パートナー）からのいたわりの言葉が大切」であることを伝えるとよいだろう．

② 産後うつ病の母親のためのセルフケア[11,25]

軽症の産後うつ病の場合，セルフケアで多くの母親が自然治癒することがある．LLLIでは，授乳中のマタニティブルーズや産後うつ病の母親にとって役立つセルフケアについて述べている（表5-5，5-6）．次回の約束をして2週間ほど経過観察してみる．2週間経っても軽快しなければ，甲状腺機能低下症や貧血による抑うつ状態様の症状（易疲労性，倦怠感，嗜眠，食欲低下など）を除外するため，血液検査を行う．

③ 心理療法

軽症から中等症の産後うつ病を持つ授乳中の母親の場合，可能であれば心理療法が第一選択である[10]．心理療法は産後うつ病の女性には効果的であり，さらに乳児に全く危険をもたらさないものである．心理療法によりコーピングスキルに持続的な変化を与え，さらに母親という新しい役割に対する適応力を与えるという利点がある[10]．現在うつ病に有効というエビデンスのある心理療法は，認知行動療法と対人関係療法の2つである．薬物療法と同等の効果があり，再発率は同等か心理療法のほうが優るという研究結果もある．それぞれの心理療法の詳細に関しては第3章（p.53）を参照されたい．

表5-5　産後うつ病の母親のためのセルフケア

1. 父親（休暇がより多く取れるか聞いてみる），親戚，友人，雇ったヘルパーから家事を助けてもらおう．
2. 毎日運動をしてみよう．赤ちゃんと散歩するなど．
3. 栄養のある軽食や食事をとり，喉が渇いたら水分をとろう．
4. 赤ちゃんが寝たら一緒に寝よう．受話器をはずし，不意の来客がことづけできるように玄関にメモをはっておこう．
5. 夜中や日中の授乳中に睡眠がとれるように，横になって母乳を与える方法をみにつけよう．
6. 小さい子どもを抱える母親と定期的に一緒に集まろう．特に産後うつ病を体験したり，あるいは産後うつ病に理解のある母親たちと．
7. 1日のうち最も大変な時間に，精神的サポートのために信頼する友人や家族を呼ぼう．
8. 自分にとっての「いい日」を書き留めるようにしてみよう．そうすれば気分が良くなります．そして気分の優れないときも書き留めるようにしてみよう．
9. 必ず再び気分が良くなると信じよう．

("Postpartum depression" The Breastfeeding Answer Book, 570-575. La Leche League International. 2003 をもとに田辺が翻訳）

表5-6　マタニティ・ブルーを乗り切るコツ

1. 赤ちゃんと一緒に過ごしましょう．
2. 何をおいても休養がいちばん．
3. 赤ちゃんのすぐそばで過ごしましょう．
4. 時間通りに育児や家事をしようとしたり，時間を決めて約束を入れたりするのは避けましょう．
5. 頑張りすぎないようにしましょう．
6. 運動するなら適度にしましょう．
7. 赤ちゃんが眠ったら，あなたも一緒に休みましょう．お昼寝もいいものです．
8. 十分に栄養をとりましょう．
9. 水分をたくさんとりましょう．
10. 家事・炊事・上の子の世話を手伝ってもらいましょう．
11. 体力を温存するためにも，ものごとに優先順位をつけましょう．
12. お父さん（夫）に感謝の気持ちを伝えましょう．
13. 夫（パートナー）とのふれあいを大切に．
14. どうぞ自分を甘やかして．
15. 外に出かけてみましょう．
16. ほかのお母さんたちと交流してみましょう．
17. リラックスの方法や瞑想を学んでみましょう．
18. あまりいろんなことに思いをめぐらせないで，今やっていることに意識を傾けてみましょう．
19. 赤ちゃんといっしょに楽しいことをしましょう．
20. 医師の承諾を得て運動を始めてみます．
21. 自分に優しくしましょう．
22. 支援を求めましょう．
23. 必要のない助言は聞き流しましょう．

（©2000　ラ・レーチェ・リーグ・インターナショナル　No.986-27 Tips for Handling the Baby Blues LLLI；January 2001　2012年日本語初版訳　著：Lois V. Nightingale, PhD　翻訳：田中奈美，小曽根秀実，髙橋有紀子，涌谷桐子　校正：ラ・レーチェ・リーグ日本（金森あかね，引地千里，本郷寛子，山崎陽美）
＊全文掲載のシートは，ラ・レーチェ・リーグ日本のサイトから購入可能．http://www.llljapan.org）

④ 薬物療法

1）薬物療法の選択

　支援者は，母親への心理的アプローチを試みながら経過観察と評価をし，産後うつ病の症状が改善されなかったり，悪化したりする場合には，抗うつ薬による治療を考慮する．また心理療法が利用できなかったり，母親が受け入れなかったりした時も抗うつ薬が選択肢となる．軽症から中等症では，産後2週間は抗うつ薬服用を始める理由にはならない[10]．

　産後うつ病の母親が希望する治療は薬物療法ではなく，心理的支援であり[27]，薬物療法に抵抗を感じる母親は多い．実際には薬物療法と母乳育児は両立可能であるが，母親が薬の影響を心配して断乳をしたり，服薬を自己中止したりといったことが一般の薬物でも生じやすく，抗うつ薬ではなおのこと起こりやすい．薬物療法を始めるにあたっては十分な説明と母親自身の選択が重要であり，できれば家族とともに時間をかけて説明することが望ましい．

　抗うつ薬を選択して治療を進める時には，さまざまな要因に基づいて行う必要がある．

臨床上の判断に役立つデータは，主として複数あるケースレポートか，ケースシリーズ（事例集）から得られている．したがって，最初に治療法を選択する時には，うつ病の治療歴，うつ病の家族歴，抗うつ薬への反応，既往歴，最近の薬物治療，アレルギー，薬物に対する副作用，そして母親の希望などを考慮に入れ，母親に十分に情報を提供した上で臨床的アプローチに基づいて行うべきである[10]．

近年，授乳中の抗うつ薬の使用に関する臨床的ガイドラインが海外の3つの専門機関により作成された[10,28,29]．これを以下に引用する（筆者翻訳）．

①授乳中の産後うつ病の母親に最も適した治療法を検討する際には，それぞれの母親でのメリット・デメリットを分析した上で導き出すべきである（治療しない場合の産後うつ病のリスク，特定の治療法のリスク・ベネフィット，母子にとっての母乳育児の利点と不利益）．
②母親が納得して治療法を選択できるように，利用できる治療法や，治療に関するメリット・デメリットに関して十分に情報を提供する．
③軽症から中等症の産後うつ病では心理療法のような非薬物療法が第1選択となる．
④中等症から重症の産後うつ病，または，心理療法の効果がない，あるいは，効果が減弱してくる例では薬物療法が推奨される．薬物療法単独でも非薬物療法と併用でもよい．
⑤抗うつ薬の選択は臨床的な因子（特に過去に効果的だった薬物はあるか）に基づいて行う．
⑥母親にとってうつ病の治療が初めての場合は，セルトラリン（ジェイゾロフト®）もしくはパロキセチン（パキシル®）が第一選択となり得る．
⑦抗うつ薬は必要最低量から開始し，漸増する．
⑧単剤での治療が望ましい．
⑨母親と乳児の状況をモニターする．特に病児や低出生体重児では注意する．
⑩必ずしも児の血中濃度を調べる必要はない．臨床的に（有害事象が出現した場合など）または研究レベルで必要があれば測定する．

抗うつ薬が必要な場合は，精神科医にその選択や効果の判定は委ね，主治医以外の支援者は薬物治療の開始後も安心して母乳育児が継続できるように，適切な情報の提供と，エモーショナルサポートに努めながらフォローする．

2）授乳中の服薬について

授乳中の女性に薬物を投与する場合には，どんな薬であっても乳児の血中濃度に影響を与えるさまざまな要因，つまり乳児への暴露量を最も正確に測ることを考慮する必要がある．ほとんどの薬剤は母親が摂取した薬剤量の1％以下しか母乳中に分泌されない．一般的には，母親への投与量の10％以下ならば乳児には安全と考えられている[10]．薬剤の母乳への移行に関係する因子としては，以下のものがあげられる[30]．

①**母親側の因子**
　［薬剤の投与量・投与方法］
　　●薬用量（通常量か大量投与か）

- 吸収速度
- 投与間隔，回数，投与期間（頓用か，長期投与か）
- 剤型（内服，静脈注射，皮下注射，貼付，座薬，吸入，外用など）

②薬剤の因子
- 脂溶性：脂溶性が高いほど母乳中に移行する．
- 分子量：分子量の大きい薬剤は母乳中に移行しない．
- 母親の血中濃度と M/P 比（母乳中濃度と血中濃度の比）：M/P 比の高い薬剤は母乳中に移行しやすい．血中濃度と M/P 比より乳児の理論的薬剤摂取量（RID）が計算可能である．
- 蛋白結合度：血漿蛋白に結合しやすい薬剤は母乳中に移行しにくい．
- 乳児および母親の経口での生体利用率：経口での生体利用率が低い薬剤は乳児に移行しにくい．
- 乳児および母親の血漿分画での半減期：一般的には乳児の半減期のほうが成人よりも長い．母親の血中濃度の半減期の約 5 倍の時間が経過すれば薬剤は体内からほぼなくなったと考えられる．
- 薬剤の pKa：薬剤のイオン化と非イオン化の割合が等しくなるときの pH．母親の血漿中でイオン化されている割合が高いほど乳汁への移行が起こりにくい．一般的には塩基性薬物のほうが乳汁中へ移行しやすい．
- 分布容積：薬剤が体内でどのくらい広く拡散するかの指標．分布容積の大きい薬剤ほど体内から消失するのに時間がかかる．

③乳児側の因子
- 月齢：早産児や新生児は肝機能が未熟である．月齢の進んだ児では体重あたりの母乳摂取量が相対的に少なくリスクは低い．
- 乳児の健康状態：在胎週数や基礎疾患の有無を考慮
- 乳児の薬剤クリアランス（CLinf）：新生児期は成人の約 50％，1〜2 カ月で，成人値に近づく．
- 乳児自身の薬物使用：相互作用の可能性
- 母乳摂取量

＊目安となる指標

> ・乳児の理論的薬剤摂取量（TID）＝母乳中の薬剤濃度×摂取した母乳の量
>   母乳のみを飲んでいる乳児期前半は，母乳摂取量を 150 ml/kg/day として計算する
> ・母乳中の薬剤濃度＝母親の血中濃度×M/P 比
> ・乳児の血中濃度＝乳児の薬剤摂取量×薬剤の生体利用率（F）／乳児のクリアランス（CLinf）
> ・相対的乳児薬物摂取量（RID）＝ 100 ×乳児薬物摂取量（mg/kg/day）／母親の薬物摂取量（mg/kg/day）

乳児に対する影響を判断する目安は RID で，一般的に 10％以下なら問題なく授乳を継続できる．授乳中の薬物使用に関する情報を得るためには表 5-7，5-8 が利用できる．

表 5-7　授乳中の薬物療法に関する情報（インターネット）

① TOXNET Drugs and Lactation Database（Lact_Med）
　http://toxnet.nlm.nih.gov/newtoxnet/lactmed.htm（2016年2月12日検索）
　米国 NIH と国立図書館のデータベースで薬剤に関する文献を検索できる．
② 授乳と薬について　国立成育医療センター内　妊娠と薬情報センター
　https://www.ncchd.go.jp/kusuri/lactation/index.html（2016年2月12日検索）
　「安全に使用できると思われる薬」と「授乳中の治療に適さないと判断される薬」のリストが掲載されている．
③ あいち小児保健総合医療センター　地域保健総合推進事業報告書
　http://www.achmc.pref.aichi.jp/sector/hoken/information/index.html
　愛知県薬剤師会　妊娠・授乳と薬
　http://www.apha.jp/medicine_info/entry-22.html
　・平成20年度　妊婦・授乳婦の医薬品適正使用ネットワーク構築に関する研究
　・妊娠・授乳と薬　対応基本手引き（改訂2版）
　・妊娠・授乳と薬相談 Q アンド A（平成21年3月）
　・妊娠と薬（リーフレット）
　・授乳と薬（リーフレット）
　（2016年2月12日検索）

表 5-8　授乳中の薬物療法に関する情報（書籍など）

① Hale TW:" Medications and Mothers' Milk" 16th ed.Hale Publishing, 2014.
　授乳中に使用する薬物を L1：SAFEST（最も安全），L2：SAFER（より安全），L3：MODERATELY SAFE（中等度の安全），L4：POSSIBLY HAZARDOUS（悪影響を与える可能性あり），L5：CONTRAINDICATED（禁忌）にリスク分類している．2年毎に改訂されている．
② 水野克己著：「母乳とくすり―あなたの疑問解決します―」，南山堂，2013.
　授乳中の個々の薬物についての情報が記載され，Q&A など分かりやすい記述となっている．
③ 伊藤真也，村島温子編集：「薬物治療コンサルテーション　妊娠と授乳」改訂2版，南山堂　2015.
　総論／妊娠・授乳期における医薬品情報／症例から学ぶ妊娠・授乳期の薬物療法の3章からなり，利用しやすい．

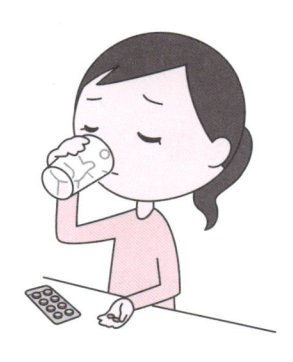

表 5-9 母乳だけで育っている子どもの体重増加（UNICEF/WHO[31]，LLLI[32]）

- 生後 2 週間までに出生時の体重に戻る．
- 5，6 カ月までに出生体重の 2 倍に，1 年で 3 倍になる．
- 最初の 3 〜 4 カ月は平均 170 g/ 週，あるいは 680 〜 900 g/ 月の増加，4 〜 6 カ月は 115 〜 140 g/ 週の増加．

表 5-10 母乳だけで育っている乳児（新生児から 2 カ月くらいまで）の当たり前の行動[32,33]

- 生後早期はしょっちゅう母乳を欲しがることが多いので，欲しがったら欲しがるだけ授乳してよい．
- 母乳は消化されやすいので，いわゆる「腹持ち」せず，授乳の間隔はあかないことが多い．
- 1 回の授乳に 30 〜 40 分かかることは正常である．赤ちゃんが自分で離すまで飲ませてよい．
- 生後 1 カ月すぎから指や手を口に入れて吸うようになるが，これは正常な発達段階における行動なので，母乳不足のサインではない．
- 生後 2，3 週頃，6 週頃，3 カ月頃に，赤ちゃんが飲ませても飲ませても欲しがるようになる時期がくることがある．
- 生後数週を過ぎる頃になると，便を溜めて，数日に 1 回しか排便しなくなる赤ちゃんもいるが，これは便秘でも母乳不足でもない．
- お母さんの乳房は産後数週を過ぎると張らなくなることも多いが，母乳分泌が減少してきた証拠ではない（赤ちゃんの行動ではないが，「母乳不足感」の理由となりやすい）．

表 5-11 母乳不足が考えられるときの対処方法[31]

- 乳児が適切に乳房に吸着できるよう援助する．
- 授乳回数を増やし，授乳時間を制限せず，乳房をなるべく「空」にするよう提案する．
- 人工乳首やおしゃぶりは避けることを提案する．
- 白湯やお茶，果汁など母乳よりもカロリーが低いものを与えている場合は中止する．
- 乳児の世話以外の家事などをどう調整していくかを家族と話し合う．

3）母親が抗うつ薬を内服中の乳児へのフォロー

母親が抗うつ薬を内服している場合は，乳児も慎重にフォローする必要がある．服用している薬物の影響のみならず，母親の状態によってはうつ病そのものの子どもの発育・発達への影響も考慮しなくてはならない．

①抗うつ薬の有害事象の有無：睡眠の減少，コリック，易刺激性，哺乳不良，眠りがちになる，けいれん（以上，SSRI），筋緊張の低下，嘔吐，鎮静（三環系／四環系）などの可能性がある．

②乳児の体重増加：この場合に，乳児の哺乳不良によるものか（眠りがちで授乳回数が少ないなど），母親のうつ状態により，子どもの欲しがるサインに適切に反応していないことによるものかを確認する．子どもの体重増加を判断する際に，母乳のみで育つ子どもの発育・特徴について知っておく必要がある（表 5-9，5-10）．

③母乳不足が考えられるときの対処方法は**表 5-11** のとおりである．

⑤ 薬物療法の母乳への影響

1）選択的セロトニン再取り込み阻害薬（SSRI）[34,35]

パロキセチン（パキシル®）とセルトラリン（ジェイゾロフト®）は授乳中の母親に最も選択しやすい抗うつ薬であり，授乳中の使用に関する情報も多い．相対的乳児薬物摂

取率：RID（前述）はそれぞれ 1.2 〜 2.8，0.4 〜 2.2％と低く，ほとんどの児の血中には検出されず，有害事象の報告も少ない．他の SSRI での情報は限られている．フルボキサミン（デプロメール®，ルボックス®）の RID は 0.3 〜 1.4％で，1 例のみで児の血中濃度の上昇が認められたが，その他の報告では児の血中からは検出されなかった．エスシタロプラム（レクサプロ®）の RID は 5.2 〜 7.9％と他の SSRI よりやや高めであるが，母乳中の濃度は低く，副作用の報告はない．

2）セロトニン - ノルアドレナリン再取り込み阻害薬（SNRI）[34, 35]

SSRI と比較して授乳中の使用に関する報告は少なく情報は限られている．デュロキセチン（サインバルタ®）の RID は 0.1 〜 1.1％と低く，乳児の有害事象は認められなかった．ベンラファキシン（イフェクサー®）の RID は 6.8 〜 8.1％であるが，有害事象の報告はない．ミルナシプラン（トレドミン®）に関してはほとんど情報がない．

3）ノルアドレナリン・セロトニン作動性抗うつ薬（NaSSA）[34, 35]

授乳中の母親での報告は限られているが，ミルタザピン（レメロン®，リフレックス®）を 1 日 120mg までの用量では乳汁中への移行は少なく，とくに乳児の月齢が 2 ヵ月以上だと副作用も起きないと考えられている．しかし，授乳中の使用に関しての報告はまだ限られているため，母親が授乳中の内服を希望する場合は，乳児への影響の有無を観察し，適切な体重増加が認められるか児をフォローするのがよいだろう．

4）三環系抗うつ薬，四環系抗うつ薬[34, 35]

三環系抗うつ薬の中ではノルトリプチリン（ノリトレン®）だけが授乳時の使用について十分な数の報告がある．ノルトリプチリンはほとんどの症例で乳児の血漿中には検出されず，有害事象も報告されていない．他の三環系の薬剤および四環系抗うつ薬については十分な数の症例が報告されているとはいえないが，RID は低く有害事象の報告もないものが多い．

5）抗不安薬

抗不安薬は，現在報告されている少数例を参考にすると，母乳中への移行は少なく，乳児への影響を示す報告はそれほど多くはない．また重大なものや不可逆的な影響の報告もない．服薬しながら授乳を継続する場合は，児の様子を注意深く観察し，体重の変化などを確認する．なるべく短時間作用性のものを選択し，短期間，断続的，低用量，生後 1 週間以降の使用であれば安全であるとされている[35]．

3 「断乳」の適応

　卒乳とは，一般に子どもが母乳を飲まなくなることを指す．子どもの側から自然に飲まなくなるということだけではなく，親の働きかけでやめていくことも含まれる．卒乳には以下の種類がある[36]．
　①部分的卒乳：部分的に授乳を続ける方法（母親の就労など）
　②計画的卒乳：ある時期にやめると決めて計画的に授乳回数を減らす方法
　③急激な卒乳（断乳）：突然授乳をやめること
　④自然卒乳：子どもから自然に飲まなくなるまで続ける方法

　いわゆる「断乳」が必要な状態は，幻覚・妄想が重度で子どもに危険が及ぶ，極度の拒食がある場合などに限られている．前述のように薬物療法と母乳育児は両立可能であり，母乳育児は産後うつ病の原因にならず，「断乳」することは本質的な問題解決とはならない．急激な「断乳」は可能な限り避けなくてはならない．急激な「断乳」による身体的・内分泌的・情緒的変化がうつ病の悪化を招く可能性がある．うつ病患者に限らず，急激な「断乳」は以下のようなリスクを伴う[11]．
　①乳腺炎・乳房膿瘍などのリスクを高める．
　②ホルモンバランスに影響し，抑うつ状態を悪化させる可能性がある．
　③ホルモン変化が，うつ傾向のある母親をうつ病にするリスクがある．
　④重篤な精神疾患をもつ母親に対するリスクはさらに高くなるかもしれない．

　「断乳」の経験はあるいは「喪失体験」となるかもしれない．多くの母親にとって母乳育児は単に子どもに栄養を与えるだけでなく，愛情や満足感を与え受け取る方法だからである．子どものために母親だけができる数少ないことの1つである．急激に「断乳」すると，母親を，「自分は役立たずで，無能でしかも他の人に交代可能である」と落胆させてしまうことがある[11]．
　もし，授乳の中止が避けられない場合「計画的卒乳」は産後うつ病の重要な治療の1つになるだろう．前述のように抗うつ薬を内服する場合，必ず断乳しなければならないというわけではないが，実際には「断乳」を求められることも少なくない．また，母親自身が児への影響を心配して「断乳」を希望することもある．母親自身の不安な気持ちに共感し，授乳中の抗うつ薬の使用に関して適切な情報提供に努めてみても，母親が最終的に「断乳」を選択する場合もあるだろう．どんな選択であっても，母親が悩み苦しみながらも自己決定したことであり，このことを支援者は尊重することが大切である．そして，今まで母乳育児を継続したことをねぎらい，自責の念を感じたり，母乳育児に失敗したと捉えたりするのではなく，母親自身が自分なりの母乳育児を経験できた，と捉え直せるように支援できるとよい．計画的卒乳の具体的な方法は，現在行っている授

乳のうちの1回の授乳を人工乳に置き換えることから始め，3〜4日ごとに1回ずつ置き換えていくとよい[11]．必要ならば，乳房トラブルの予防のために搾乳を行うよう提案する．

4 精神科医に紹介するタイミング

精神科医に紹介しなくてはならない適応は以下の通りである[37,38]．
① 重症で自殺念慮が強い場合：重い精神運動抑制や拒食の状態，不穏・興奮・妄想・強い罪悪感や絶望感，さらに自殺企図などがある．
② イライラ，焦燥感が強い場合：この症状が強いと自殺につながる可能性が高いことが知られている．
③ 躁状態の既往．
④ なかなかよくならない，長期化している（膠着状態が3カ月以上続く）．

上記以外の状況では，精神科医に紹介するタイミングは地域によって異なるだろう．急激に悪化しそうである，支援者自身とラポールが形成されにくい，頻回受診している，何か気になる，といった感覚も大事である．場合によっては，心療内科医・精神科医に紹介したくとも，初診の予約が何カ月も先になることもあるかもしれない．普段より地域の中で相談できる精神科医を開拓しておくと心強い．

5 小児科医との連携

「健やか親子21」でも「21世紀の母子保健では，育児不安軽減のための取り組みとしてプレネイタル・ビジット（出産前小児保健指導）を含む産科・小児科の連携による心のケアを推進する」とうたわれている．周産期医療にかかわる者は産後うつ病のリスクをもつ妊婦に対しては，妊娠中より健診ごとに積極的にかかわり，「育児支援チェックリスト」や「赤ちゃんへの気持ち質問票（表5-12）」などを用いて，育児支援体制や育児への不安をチェックし，産後は地域保健医療機関や児のかかりつけの小児科医へつなげていく必要がある．小児科では親子関係や母親の育児不安を含めた心の状態，子どもの心身の発達への影響等の観察およびケアを行えるとよい．授乳中の母親が抗うつ薬を内服している場合には，乳児に有害事象の出現がないかなどを，小児科医がフォローする必要がある．子どもに少しでもリスクがあるならば断乳したほうがよいと考える小児科医もいるかもしれない．再三述べるようだが，抗うつ薬と授乳は両立しうるものである．産科医，精神科医より授乳中の抗うつ薬の使用に関しての適切な情報を提供し，母親が安心して授乳を継続できることが理想的である．

表5-12 赤ちゃんへの気持ち質問票

あなたの赤ちゃんについてどのように感じていますか？下にあげているそれぞれについて，いまのあなたの気持ちにいちばん近いと感じられる表現に○をつけてください．	ほとんどいつも強くそう感じる	たまに強くそう感じる	たまに少しそう感じる	全然そう感じない
1) 赤ちゃんをいとおしいと感じる	( )	( )	( )	( )
2) 赤ちゃんのためにしないといけないことがあるのに，おろおろしてどうしていいのかわからない時がある	( )	( )	( )	( )
3) 赤ちゃんのことが腹立たしくいやになる	( )	( )	( )	( )
4) 赤ちゃんに対して何も特別な気持ちがわかない	( )	( )	( )	( )
5) 赤ちゃんに対して怒りがこみあげる	( )	( )	( )	( )
6) 赤ちゃんの世話を楽しみながらしている	( )	( )	( )	( )
7) こんな子でなかったらなあと思う	( )	( )	( )	( )
8) 赤ちゃんを守ってあげたいと感じる	( )	( )	( )	( )
9) この子がいなかったらなあと思う	( )	( )	( )	( )
10) 赤ちゃんをとても身近に感じる	( )	( )	( )	( )

(Marks MN 原著／吉田ら翻訳による日本語版)

(鈴宮寛子，山下 洋，吉田敬子：出産後の母親にみられる抑うつ感情とボンディング障害．精神科診断学，14(1)：49-57, 2003)

6 母親に対する支援の具体的な会話例

　母乳育児支援のスタンダードは，エモーショナルサポートと最新の科学的根拠に基づく適切な情報を提供することである．保健医療従事者は「無知な母親を教育・指導する」のではなく，「我が子のエキスパートとしての母親をエンパワーする」役割が求められている[41]．これは母乳育児支援のみならず，子育て支援にかかわるすべての保健医療従事者に必要とされるスキルである．具体的な支援方法については，コラム（p.95～96）を参照されたい．

＜コラム　事例：コミュニケーション・スキルを使った会話例＞

支援者は産後3週間目に授乳相談に来た母親と話をしている．

母親：「最近おっぱいが張らなくなって，子どももまめに欲しがって泣くし，母乳が足りないようなのです．なんだか，もう母乳をあげるのが辛くて…．何もやる気が起きなくて，訳もなく涙が出てきます…」

支援者：「そうなのですね．○さんはおっぱいも張らないし，お子さんもまめに欲しがるように思えて，母乳が足りないのではないか，と心配なのですね．母乳をあげるのが辛いのですね」

母親：「そうなのです…．おっぱいをあげて満足したかと思ってベッドに置くと，またすぐに欲しがって泣くのです．母も『そんなに泣くのは足りないからだ』って…．そんな時はもう母乳をあげるのが辛くて…」

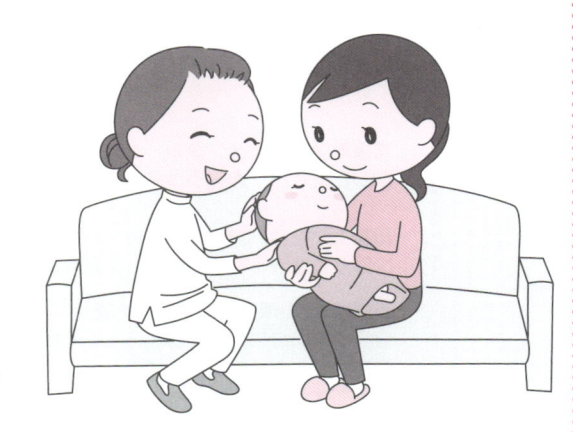

支援者：「おっぱいをあげてもあげてもすぐに赤ちゃんが泣いて，周りからも『足りないんじゃない』といわれて辛いんですね」

母親：「ええ…．実は先日はあまりに頻繁に子どもが泣いているので放ったらかしにしてしまいました．母親失格ですよね．子どもは泣きつかれて寝てしまいました．私も疲れちゃって子どもの世話も家事も何もやる気が起こらないのです…」

支援者：「○さんは，あやしたり何をしても赤ちゃんが泣き止まない気がして，どうしたらいいのかわからなくなって何もできなかったと，自分を責めてらっしゃるのですね．赤ちゃんが泣いてばかりいると，お母さんは辛い気持ちになりますね．○さんのお気持ちを私に伝えてくださってありがとうございます．○さんは，今本当に辛い経験をなさっているのですね．もう少し詳しい状況をお聴かせいただいてもよろしいでしょうか？」

母親：「はい…．2週間くらい前からです．赤ちゃんが生まれたのにちっとも楽しくなくて，気分が滅入ってしまうのです．家族にも疲れているのだろうから気分転換したら，と言われて，テレビを見たり，音楽を聴いたりするのですが，全然楽しめないのです」

支援者：「2週間も前から辛い状態が続いているのですね．お産の後で疲れて何もできない，気持ちが沈んでばかりいる場合，単に疲れているからだけではないことがあります．たとえば，甲状腺から出てくるホルモンが少なすぎる甲状腺機能低下症やうつ病があると言われています」

母親：「まさか私がうつ病…？うつ病かどうかはどうしたらわかるのですか？」

支援者：「○さん，うつ病と聞いて驚かれたのですね．お産の後に，それまでと生活の様子が変わり，お子さんのために一生懸命頑張ったために，○さんのような症状が出る方が他にもいらっしゃいます．産後うつ病は，早く治療やサポートを受ければ治りやすいと言われています．うつ病の可能性があるかどうかは，ここにあるチェックリストの質問に答えていただくとある程度わかります．2～3分程度で記入できます．またこの『エディンバラ産後うつ病自己調査票』の記録は個人情報ですのでカルテと同様大切に保管されます．○さん，もしよろしければ，この調査票にお答えいただけますか？」

母親が記入すると15点であった．

第5章　産後うつ病のケア

支援者：「（調査票をみながら）○さんは気分が落ち込んだり，物事が楽しめなかったりする状態が続いているのですね．また，不幸せに感じて涙が出てくることもあるのですね．本当にお辛いですね．今回の調査の結果では15点でした．9点以上の場合に，産後うつ病の可能性があります．産後うつ病は早期に発見されて，適切な治療が受けられると必ずよくなると言われています．○さんがもしよろしければ，なるべく早く受診できるようにお手伝いしたいのですが，いかがでしょうか？」

母親：「うつ病かもしれないのですね…．わかりました．早く楽になりたいので，思い切って受診してみたいです」

支援者は近くのメンタル・クリニックにその場で連絡を入れて予約を取った．母親が1週間後に受診したところ，産後うつ病の診断で抗うつ薬が処方された．

母親：「やっぱり産後うつ病だと先生からいわれて，うつ病のお薬をもらいました．おっぱいのことは聞かれなかったのですが，お薬を飲むなら母乳はあげられないですよね？」

支援者：「お薬を飲むと母乳を通してお子さんに副作用が出るのでは，と心配なのですね．○さんご自身が辛いのに，お子さんのことを第一に考えていらして素晴らしいお母さんですね．これまで母乳育児をしたいと頑張ってきたのに，もう母乳を与えることを続けられないのでは，と不安になったのですね」

母親：「そうなんです．本当は母乳をあげ続けられるのならば続けたいのです．自分の病気のせいで母乳があげられなくなるなんて．母乳を何度もあげるのは大変だけど，唯一私にできることなので，それもなくなると子どもが私を必要としなくなるのではないかと不安なのです．薬以外でよくなれば，と思って，もらった薬も飲まないでいます．どうしよう…．とても先生には言えません」

支援者：「○さんにとってもお子さんにとっても大切な授乳を本当は続けたい，でもこの苦しい状況から早く脱出したいので治療を受けないのも心配なのですね．よろしければ○さんがもらったお薬の名前を教えていただけますか？」

母親：「えっと…．『パキシル®』というお薬です」

支援者は手元にある Hale 著の『Medications and Mothers' Milk』で「paroxetine（パキシル®）」について調べてみる．

支援者：「○さんに出されたお薬は，授乳中のお母さんが飲んでも母乳の中に出る量がとても少なく，お子さんの血液に出てこないと書いてあります．血液の中にないということは影響がないというように考えます．実際，お子さんに影響が出た，という報告もないようですね．授乳中の薬の分類では『より安全』となっているようです」

母親：「えっ，そうなんですか？ということはおっぱいをあげても大丈夫なのですね．でもこういう薬ってやめられなくなるのかなって心配なんです」

支援者：「お薬を飲み始めたらやめられないのでは，と不安になったのですね．一般的には○さんのお薬はクセになるようなタイプのものではなく，落ち着いてしばらくしたら，医師と相談しながら徐々に減らしてやめることができるといわれています．お薬のいろいろなことが心配でまだ飲まないでいることを○さんの主治医にも伝えてみてはいかがでしょうか？」

母親：「そうですね．おっぱいを続けられ，飲み始めてもいつかは，やめられる薬だと聞いてちょっと安心しました．夫は『そんなの薬を飲まないでもよくなるんじゃないか』って言うのです．薬を飲まないでいることを，自分からは言い出しにくいこともあるので，次の診察は夫にもついてきてもらおうと思います」

支援者：「それはいい方法ですね．ご家族も一緒にお話を聞かれたほうが，ご家族が○さんの辛さを分かってくれるきっかけになるかもしれませんね．お薬のことや，お薬を飲まなくても治るかどうかなど○さんも，ご家族も十分納得した上で安心して治療を受けられるのが大切ですね」

妊娠中と産褥早期は，母親の支援を産科医，助産師，看護師が中心となって行う．また出産後母親が地域に戻ってからは，支援の主体は保健師や地域の助産師，小児科医，保育士などへ移っていく．バトンを渡すように情報や支援の内容が引き継がれ，必要な場合には精神科医や臨床心理士の介入／協力も得られるような，地域の医療事情に即したネットワーク作りが理想である．また同じような体験をした母親同士のピア・サポートは，母親が自ら問題を解決していくのに有用であるため，そのような集まりを紹介できるとよい（参考：「ママブルーネットワーク」[40]など）．

産後うつ病の有無にかかわらず，一人でも多くの母親が子育てを楽しむことができるように，周産期医療にかかわる保健医療従事者が相互に連携し，母親と子どもを中心とした大きなスクラムを組んで支援していきたい．

■ 文 献

1) O'Hara MW, et al.：Prospective study of postpartum depression：Prevalence, course, and predictive factors. J Abnorm Psychol, 93（2）：158-171, 1984.
2) Chaudron LH, et al.：Detection of postpartum depressive symptoms by screening at well-child visits. Pediatrics, 113（3 Pt 1）：551-558, 2004.
3) Gaynes BN, et al.：Perinatal depression：prevalence, screening accuracy, and screening outcomes. Evid Rep Technol Assess（Summ）, 119：1-8, 2005.
4) 「健やか親子21」（第2次）ホームページ http：//sukoyaka21.jp（2016年2月12日検索）
5) American Academy of Pediatrics, Section on Breastfeeding：Breastfeeding and the use of human milk. Pediatrics, 115（2）：496-506, 2005.
（日本語訳）「母乳と母乳育児に関する方針宣言」2005年改訂版．アメリカ小児科学会，母乳育児部会. http://www.jalc-net.jp/dl/AAP2009-2.pdf（2016年2月12日検索）
6) UNICEF/WHO：BABY-FRIENDLY HOSPITALINITIATIVE（BFHI）；Revised, Updated and Expanded for IntegratedCare. United Nations Children's Fund／BFHI2009 翻訳編集委員会：「妊娠中の母乳育児の推進（第3条）」UNICEF/WHO 赤ちゃんとお母さんにやさしい母乳育児支援ガイドベーシックコース．pp.69-98, 医学書院，2009.
7) Dennis CL, et al.：The relationship between infant-feeding Outcomes and Postpartum Depression；A qualitative Systematic Review. Pediatrics, 123（4）：e736-e751, 2009.
8) シャスティン・ウヴネース・モベリ著／瀬尾智子・谷垣暁美訳：オキシトシン 私たちのからだがつくる安らぎの物質．pp.92-138, 晶文社，2008.
9) 涌谷桐子，所 恭子：母乳分泌の解剖・生理．日本ラクテーション・コンサルタント協会編，母乳育児支援スタンダード．pp.94-116, 医学書院，2007.
10) The Academy of Breastfeeding Medicine Protocol Committee. ABM Clinical Protocol #18：Use of Antidepressants in Nursing Mothers. Breastfeeding Medicine, 3（1）：44-52, 2008.
11) La Leche League International：The Breastfeeding Answer Book. Health Problems-Mother. Postpartum Depression, pp.570-575, 2003.
12) Cox JL, et al. 著／岡野禎治・宗田 聡訳：産後うつ病ガイドブック―EPDSを活用するために．南山堂，2006.
13) Malan DH, et al.：Psychodynamic changes in untreated neurotic patients-Ⅱ Apparently genuine improvements. Archi Gen Psychiatry, 32：110-126, 1975.
14) Holden JM：Counseling in a general practice setting；controlled study of health visitor intervention in treatment of postnatal depression. BMJ,（6668）：233-226, 1989.
15) Elliott SA：Uses and misuses of the Edinburgh Postnatal Depression Scale in primary care；A comparison of models developed in health visiting. Perinatal Psychiatry, 33：221-232, 1994.
16) Goldberg DP；Early diagnosis and secondary prevention. In Prevention of Depression and Anxiety a General Practice：The Role of the Practice Team, RJ Newton & R Young（eds）, pp.33-39, London, HMSO, 1992.
17) 厚生労働省：平成12年度「妊産褥婦および乳幼児のメンタルヘルスシステム作りに関する研究」，2000.
18) Cooper PJ, et al.：The impact of psychological treatments of postpartumdepression on maternal mood and infant development. In PostpartumDepression and Child Development, L. Murray & P. Cooper（eds）, pp.202-221. Guilford Press, New York, 1997.
19) 北村俊則・他：産後うつ病に対する市町村保健師のメンタルヘルス活動の持つ二次予防効果に関する研究．

平成16年度厚生労働科学研究（こども家庭総合研究事業）研究報告書．pp.1-13，2005．
20) 東　豊：セラピストの技法．日本評論社，1997．
21) Cohen S et al.：Stress, social support, and the buffering hypothesis. Psychol Bull, 98（2）：310-357, 1985.
22) 松平友美：第4章ソーシャルサポート．北村俊則編，事例で読み解く　周産期メンタルヘルスケアの理論．第1版，pp.75-76, 医学書院，2007．
23) Sugawara M, et al.：Longitudinal relationship between maternal depressionand infant temperament in a Japanese population. J Clin Psychol, 55（7）：869-880, 1999.
24) Cutrona CE, et al.：Type of social support and specific stress：toward a theory of optimalmatching. In, B. R. Sarason, et al.（eds），Social support：aninteractional view. pp.319-366, John Wiley & Sons, New York, 1990.
25) Nightingale LV：Tips for handling the baby blues, La Leche League International, 2001.
26) 鹿井典子：第5章コーピング．北村俊則編，事例で読み解く　周産期メンタルヘルスケアの理論．第1版，pp.85-101, 医学書院，2007．
27) Chabrol H, et al.：Acceptability of Psychotherapy and antidepressants for deliveredmothers. Reprod Infant Psychol, 22：5-12, 2004.
28) ACOG Practice Bulletin Clinical Management Guidelines for Obstetrician-Gynecologists. Obstet Gynecol, 111（4）：1011-1020, 2008.
29) National Institute for Clinical Excellence：Antenatal and Postnatal Mental Health：Clinical Management and Service Guidance, Clinical Guideline No. 47. London：NICE；2007.
30) 瀬尾智子：授乳と薬物．第4回医師のための母乳育児支援セミナー資料．日本ラクテーション・コンサルタント協会，2008．
31) BFHI 2009 翻訳編集委員会翻訳：母乳の分泌．UNICEF／WHO：BABY-FRIENDLY HOSPITAL INITIATIVE（BFHI）：Revised, Updated and Expanded for Integrated Care. United Nations Children's Fund／UICEF／WHO 母乳育児支援ガイド．pp.191-204, 医学書院，2009．
32) ラ・レーチェ・リーグ・インターナショナル著：第6章よく起きるトラブル：改訂版　だれでもできる母乳育児．pp.117-160, メディカ出版，2000．
33) International Lactation Consultant Association／日本ラクテーション・コンサルタント協会訳：生後14日間の母乳育児援助．エビデンスに基づくガイドライン．日本ラクテーション・コンサルタント協会，2003．
34) TOXNET Drugs and Lactation Database（Lact_Med）：http://toxnet.nlm.nih.gov/newtoxnet/lactmed.htm（2016年2月12日検索）
35) Hale TW：Medication and mother's milk：a manual of lactational Pharmacology, 16thed, Hale Publishing, 2014.
36) 本郷寛子：乳離れ・卒乳．NPO法人日本ラクテーション・コンサルタント協会編：母乳育児支援スタンダード．pp328-338, 医学書院，2007．
37) WHO：Preventing Suicide A Resource for General Physicians. Mental and Behavioral Disorders, Department of Mental Health, WHO, 2000.／日本語訳：髙橋祥友：WHOによる自殺予防の手引き．平成14年度厚生労働科学研究費補助金（こころの健康科学研究事業）自殺と防止対策の実態に関する研究　研究協力報告書．2002．
38) 田　亮介：うつ病・うつ状態．「内科医に必要な精神科の知識」診断と治療，95（12）39-45，2007．
39) 本郷寛子：母乳育児カウンセリング．助産婦雑誌，54（6）：469-474，2000．
40) ママブルーネットワーク．http://mama-blue.net（2016年2月12日検索）

資料提供：田辺佳代子（心療内科医，国際認定ラクテーション・コンサルタント）
　　　　　涌谷　桐子（産婦人科医，国際認定ラクテーション・コンサルタント）

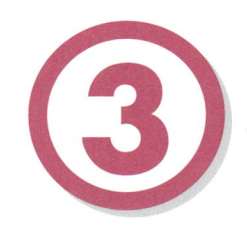

③ 新生児の観察と母親のメンタルヘルス

1 はじめに

　近年の周産期・新生児医療，生殖医療，出生前診断の発達は目覚ましく，わが国の母子保健指標（乳児死亡率，周産期死亡率，妊産婦死亡率など）は世界の最高水準にある．周産期・新生児医療および生殖医療の充実により小さな未熟児をも救命できるようになり，周産期から始まる子育ての大切さに目が向けられるようになってきた．その結果，ディベロップメンタルケアは母親と胎児期から新生児を通しての児の発達支援であると認識をされるようになった．

　21世紀の母子保健の主要な取り組みを示した「健やか親子21」でも，子ども虐待による死亡数の減少や出産後1カ月時の母乳育児の割合の増加や親子の心の問題に対応できる技術をもった小児科医の割合の増加などを主な目標に，子どもの心の安らかな発達の促進と育児不安の軽減を課題としている．

　出生後の新生児は，栄養摂取，身体的ケア，生活環境や安全の確保等に関して完全に依存しなければならず，特に母親に依存することが多い．養育者が生存のための生理的欲求の充足を行わない限り，児は生存できないし，その養育者は主として母親である．それゆえに発達初期の母子関係の成り立ちは後の児の発達に強く影響するものとして注目されてきた．

　母親による養育行動が後の子どもの発達と関係することを示したのは Bowlby[1] である．Bowlby によって提唱されたアタッチメント（愛着）理論は初期の母親のかかわりの重要性を示すこととなった．

　新生児への身体的接触，つまりカンガルーケアやタッチケアといった体性感覚刺激が新生児の発達に重要であることが，心理学的，小児臨床学的にもいろいろ指摘されている．そして母親と児の関係は，子どもの健康及び成長や発達に大きく関与し，特に児の神経系，認知，感情および社会性の発達に関与することが明らかになっている．さらに，母子相互作用においても，児は感覚器官から得られる母親の声や表情，匂いや肌触りといった「母親」の情報を合わせて母親を重要な特定の他者として認識することが愛着形成を導くと発達心理学では考えられている．

　そこで，ここでは新生児のメンタルヘルスケアを母子相互作用の重要性，新生児の感覚機能の発達およびうつ病の母親が最も気にする新生児の態度・行動から述べる．

2 新生児のメンタルヘルスと母子相互作用の重要性

　乳幼児期の子どもの発達は，遺伝・生物学的要素や出生時外傷などの要因と養育者の態度などの育児環境の社会的要因が関与し，出産後数カ月間のかかわりが特に重要である．この時期に母親が授乳したり，抱いたり，あやしたり，児への愛情豊かな接し方やスキンシップなどがその子どもの一生のこころのあり方に影響するといわれている．児は母親との愛情あふれるかかわりを通して，母親への信頼感を獲得し，次に父親，祖父母，きょうだいなどへと他者に対する信頼感・共感を学びとっていく．これはエリクソンのいう原信頼である．また，泣くことにより児は，お腹がすいた，オムツが気持ち悪い，抱いて欲しい等々の自分の気持ちを素直に表現し，それをまた母親が受け入れ，児を抱きあげてあやしたり，授乳やおむつを交換してあげたりする．このように児の要求に応えていくことにより，児は「私が私であってもいい」という自己信頼感（自己責任感）を獲得していく．自己信頼感や原信頼感により，子どもは，人生を肯定的にとらえ，他者とのポジティブな人間関係を築いていける．こころの原点ともいうべき人としての基本を学びとっていくといわれている．

　児はいろいろな感覚系を利用して母親を認識する．児の感覚系は未分化ではあるものの，統合的な知覚機能で，児は他者，そして他者の感情状態も認識しているようである．他者を感じることを通して，自身を学んでいる．母子の相互交流も主導権は児にあり，母親は児の行動をもとに，交流のタイミング，リズムなどの強弱を図り，休止したりする．これは母親が児の示す行動に児のこころを感じ，同時に母親自身も自分のこころと行動を調整しているからである．

　母親にとって，母児の触れ合いは，既に妊娠期の胎内から始まっている．母親は胎動を感じるころになると児の存在を意識し，胎内にいる児の動きを敏感に読みとるようになってくる．児もまた，胎内にいるころから外界の刺激に対して身体の動きや心拍数などで十分に応答していることがわかってきている[2]．これは妊娠中の女性はこころを安定させて過ごし，よく胎児に話しかけるようにすることが大切で，胎教の重要性がいわれるゆえんである．さらに出産という体験を通して，母親と児は現実的に出会い，急速に関係が深まっていく．母親は出産前から出産後数カ月ぐらいの間は原初的母性的没頭（primary maternal preoccupation）と呼ばれる状態で，特別児からのサインに敏感になっているといわれている[3,4]．出生直後のカンガルーケアや分娩室で児を抱いている際など，母親は出産の苦労は忘れてじっとわが児をみつめ，児もまた母親をじっとみつめている．このような光景は分娩介助をしているとよく目にする．このとき母親はわが子に没頭しているので，なるべく看護者は話しかけず，傍で見守るようにすることが望ましい．

　母親は，児が自分の乳房に吸いついて一生懸命吸っている姿に「生まれて間もないのに，こんなに力強くおっぱいを吸ってくれるのね」と元気に生まれてくれたことに感謝

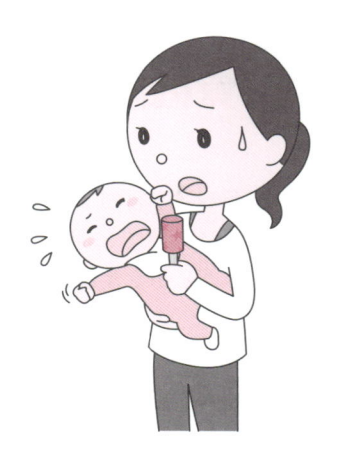

し，抱っこすると安心したような表情をしたり，泣きやんだり，笑顔をみせる児の姿をみることで母親としての実感を深めて児との関係に没頭していく．児もまた出生直後から人の顔を好んでみつめ，あやされるとむずかるのをやめ，話しかけに身体や頭，眼の動き，声など全身を用いて母親の注意を自分に引かせ反応して働きかけている．いわゆる母子相互作用である[5]．そのやりとりにはエントレイメントと呼ばれる同調したリズムが存在し，Treverthen[6]は，早期の段階から母親と赤ちゃんの間で，オーケストラが奏でるような同じテンポとリズムを共有するやりとりが生じることを報告している．

生後2カ月くらいまで母親は，児への授乳，抱っこ，沐浴，おむつ交換などの育児に夜昼なく追われる．児は空腹や不快および不安なときなど情動を泣くことで表現する．Panksepp[7]によると，児は空腹，怒り，苦痛に分類される泣きをもっているとしている．泣きは比較的早い時期から赤ちゃんの内的な状態と対応して表出されており，泣き分けているとされて，母親の養育行動を引き出す．また陳[8]によると，生後数週間経った児は泣きながら周りをみるという行動をとることができるとされているが，このような活動のなかで，自分の泣きと母親の養育行動を結びつけている．

なかなか児がおっぱいに吸いつけず，また母親も児におっぱいを吸わせることができない場合，母親には抱き方から指導して安心させ，児には「ママも頑張っているからね，うまく吸えるように手伝うから安心してあなたも頑張って」などと言い聞かせると，児はじっと聞いており，それから授乳介助をするとうまく吸ってくれることを筆者は助産師としてよく経験している．また，新生児でも，よく泣く児と落ち着いている児，泣いていても抱っこするとすぐに泣きやむ児となかなか泣きやまない児がいる．このように母親の精神状態や対応により児の反応が違ってくることは，新生児ケアに携わる者であれば，経験上痛感していることであろう．

児がどのような信号を発しているのか，そのことが母親の育児行動や母性性の形成にどのように関係しているのかを知ることは母親に大変重要なことである．そして，このような母児相互のこころと行動の協調がお互いのこころの発達を支えることになる．児のこころの芽生えを感じ，それをケアに生かし，ケアを提供する人のこころを通して母親に伝えることが新生児のメンタルヘルスにつながると考える．

3 新生児の感覚機能の発達

　児の視覚機能は**表5-13**に示すように，在胎24～30週にもなると両眼の輻輳運動が可能になり，胎生30～34週までに開眼してしばらく凝視することができ，強い光があたると即座に目を閉じることができる．在胎30週を過ぎる頃から徐々に網膜に血管が伸びていき，視力が備わってくる[9]．また子宮内の胎児にも光は当たっており，直射する光のだいたい2%くらいが腹壁を通して子宮内部に到達している[10]．妊婦健診時の超音波検査で胎児が瞬きしているのを妊婦がみて「父親に似て目が大きいわ」とか「わあ，瞬きをした」などと，胎児をひとりの人間として認識し，母親となる自覚が促進されている．また電気の煌々としている分娩室で，出生直後の新生児は眩しそうに眼をつぶる．児への光の刺激を避けるためにも，最近の分娩室は会陰縫合などの必要時以外は薄暗く保たれている．

　各視機能の発達を**表5-14**に，月齢別視覚機能の発達を**表5-15**に示した[11]．視覚機能は乳児期早期に，多くの視覚情報を獲得し行動に利用していることがわかる．またFantz[12]は1962年に新生児はすでに顔が認識できると報告している．

　聴覚機能の発達はKisilevskyら[13]によって胎児期でもすでに聴性反応が認められることが報告されているように，母親はもちろん父親，兄弟姉妹および祖父母など積極的に胎児のころから積極的に話しかけることが大切で，児も出生後も話しかけられていた声や母親が妊娠中によく聞いていた音楽などにはよい反応を示すことはよく経験する．また母親学級などでも「夫婦喧嘩なども赤ちゃんはよく聞いていますよ」といわれるなど，妊娠中も夫婦が仲良くしていることが赤ちゃんのこころにとっても一番よいことである．

表5-13　週数別に見る視覚機能の発達

週数	発達内容
24～28週	・黄班の中で神経細胞が厚くなる． ・視神経の髄鞘形成が始まる（画像が送られる）． ・視覚皮質のすべての神経細胞が現れる． ・明るい光に反応してまぶたを閉じるが，反応する力をすぐに失ってしまう． ・時々開眼し，30秒以上開眼できる． ・対光反射はない．
～32週	・網状突起が急速に分化する． ・眼瞼薄く，ほとんど開いているので，光量を制限することができない． ・覚醒時に何かを注視することがない．
～34週	・瞳孔反射がより効果的になる． ・光彩括約筋が発達してくる． ・明るい光に反応し，まぶたを閉じ続けられる． ・照明が暗いときに注視するようになる．
36週～	・網膜の血管が周半に達する． ・視覚に誘発された反応が，正期産児の反応に似ている． ・水平方向と垂直方向に目で追うことができる．

（伊藤好美：光・音環境の調整は児の安静にどのような影響を及ぼすのか．Neonatal Care, 23(12), 12-17, 2010）

表5-14　各視機能の発達（丸尾ら，2002：Teller，1977：丸尾ら，1994の文献に基づき，御牧が作成）

機　能	発　達　状　況
色覚	赤緑識別は生後2カ月で可能になる．
視力 （縞視力）	生直後は光覚～0.02，次第に手動から指数となり，生後3カ月で0.05，6カ月で0.1，1歳で0.2～0.3，3歳末で1.0に達し，特に1～2歳までの発達が顕著である．
対光反射，瞬目反射	瞬目反射：新生児期にすでに出現している．
眼球運動	水平方向が生後2週間で，上下方向は生後3～4週間で可能になる．
固視	生後1週間～1カ月で可能になる．
追視	すべての方向への追視は生後5カ月までに可能になる．
輻輳・開散	出生直後には可能だが遅く不正確．成人域に達するのは生後6カ月で，生後18カ月には完成する．
視力調節	視力調節に関係する毛様体機能は生後3～4カ月で成人レベルに達する．

（御牧信義：新生児期から乳児期の聴覚・視覚の発達．周産期医学 40(12)：1737，2010）

表5-15　乳児期の月齢別視覚機能（Teller，1977の文献を基に御牧が作成）

新生児期	視力は0.01とコントラスト感受性は弱いが測定可能である．大きな物とコントラストの強い物の動きや点滅の弁別は良好．視運動性眼振法OKNも良好．コントラストの弱い物や空間識別や色覚は認められない．いうなればひどくぼやけた画像ではないかと思われる．
生後1カ月	視力（縞視力）は未だ弱く（<1 cyc/deg），色覚，両眼視は弱いが，点滅弁別は40 Hzつまり成人レベルに達している．動きの方向の符号化は未だできない．
生後2カ月	原始的な色覚がみられるようになる．多くの赤ちゃんは赤，青，緑，白の相互区別がつくようになるが，黄と黄−緑の識別はできない．縞視力とコントラスト識別はややよくなる．時間分解能は50 Hz（成人値55 Hz）に達している．
生後3カ月	色覚が出現し始める．動きの方向を認識できる．視力は0.1（縞視力）に達し，時間分解能は52 Hzと改善するが，両眼視による視野の深さは得られていない．
生後6カ月	両眼視による視野の深さと距離識別が可能になり，1歳に向けて急速に発達する．視力（縞視力）はさらに発達し，時間分解能は55 Hzと成人レベルに達する．そして動きの識別もさらに改善する．

（御牧信義：新生児期の聴覚・視覚の発達．周産期医学 40(12)：1738，2010）

　痛覚の発達は，未熟児・新生児は神経が未発達で痛みは感じにくいといわれた時期があったが，1980年代以降，新生児期から皮質レベルで痛みを知覚することが報告され，新生児の鎮痛法に関する研究も始まった．新生児は痛みを表現できないため，啼泣の度合いや顔の表情，心拍数の増加などで痛みが評価されてきたが，正期産児の鎮痛方法として，Haouari[14]は，ショ糖（12%以上）2 mLを採血処置前になめさせておくと処置中の啼泣時間が短くなると報告した．また，Greenber[15]は，おしゃぶりは，ショ糖より啼泣時間が短く，表面にショ糖を塗ったおしゃぶりで最も鎮痛効果があったと報告している．
　福原[16]は，Sarnat（1978）[17]とSulivan（2003）[18]の研究報告から，嗅覚機能の発達は在胎28～32週頃から感覚システムが完成され，その嗅覚情報は生後初期の愛着形成に重要な情報であると考えられていると述べている．また，新生児の嗅覚研究では，母乳の匂いを用いたものが多く，誕生直後に母乳の匂いを手がかりとしてサッキング（吸啜

行動を表したり，ほかの匂いと比較し，母乳の匂いへ接近する選好反応がみられたり[19]，母乳の匂いを嗅がせると泣きやむ鎮痛効果[20]などが，行動観察法によって報告されていると述べている．このような研究結果は，採血や児に苦痛を与える処置などを行う際は授乳後に行う，母親に付き添ってもらい行うなどの配慮が新生児のメンタルヘルスケアからも重要であることを示唆している．

この感覚機能を全部満たしてくれるのは母乳育児である．空腹で不安で泣いている児にとって，母親のあたたかい胸に抱かれ，母親の顔をみて，やさしく語りかけてくれる声を聞きながら，母親の匂いに包まれておっぱいを吸うという至福のときである．

新生児の睡眠パターンは成人とは異なり，生後しばらくは入眠とともにREM睡眠に相当する動睡眠が始まる．その後，徐々に睡眠の周期が長くなり，生後1～2カ月を経て，夜間の睡眠が中心となってくる[21]．

岩田ら[22]によると，出生時には分娩のストレスに対応できるように，一時的に新生児の体内時計が出生時刻にセットされている可能性がある．つまり出生時刻によって児の睡眠周期が違うということである．産科棟では，しばしば授乳時間が決められていることがまだ多い．これは，新生児の生理を考えていないケアである．授乳介助をしているとよく母親から「おっぱいの時間なんだけど，うちの児は眠ってしまっていて起きない」としばしば訴えられる．授乳時に児が眠ってしまうことは，母親のストレスになっている．このように，母子相互作用の形成に重要な役割をもつ授乳を母親のストレスにしてはならない．母親が児のリズムに合わせて授乳を行えるように授乳時間を決めるなどケアの工夫をしていかなければならない．

4 うつの母親が最も気にする新生児の態度・行動

産後うつ病は，その後の子どもの発達にも影響を及ぼすことが報告されている．母子相互作用は母親から児への，児から母親への相互の働きかけを通じて確立されていくものであるから，新生児の発達や行動が母親の情緒的コミュニケーションに影響を与えるということである．

吉田[23]はBifulco, A（1998）[24]の文献およびPersonal communicationに基づき，Murrayら（1996）[25]とFieldら（1998）[26]および菅原ら（1990）[27]の母親の精神的な健康度と母子相互作用への影響の研究から加筆して産後うつ病の発生の心理社会的モデルと児の発育発達環境との関連を図5-2のように示した．つまり，うつ病の母親は，子どもが発するサインを敏感に感じ取ったり，それを的確に反応したりすることができず，母子相互作用に障害をきたしている．また，母親から子どもへの影響だけでなく，逆に子どもから母親への影響もあるとしている．すなわち，イライラして扱いにくいなどの児の気質や行動が，母親の育児機能に影響を与え，それが児の発達障害をもたらし，母親の育児対処行動の機能不全も起こしているとしている（図5-2）．

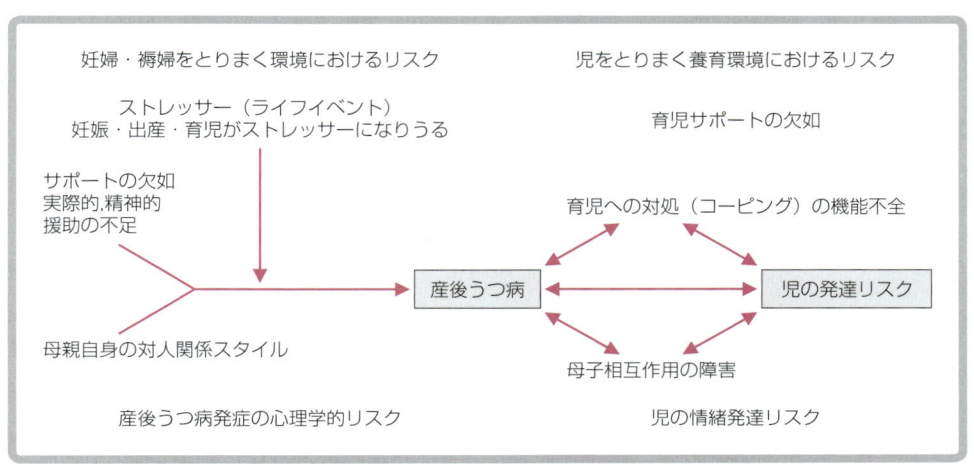

図 5-2　産後うつ病の発生の心理社会モデルと児の発育発達環境との関連
(吉田敬子：母子と家族への援助. p.104, 金剛出版, 2000)

　このように，出産後にみられる母親の精神的な障害は，母親自身のみでなく，母親の社会環境，乳児の気質行動，そして母子相互作用のいずれにも関連する．特に出産後早期はこれらのいずれにも重要な意味をもつ時期であることを示していた．

　筆者は助産学生の時の実習で，病院の新生児は泣いていることが多く，抱っこしてもなかなか泣きやまない児が多かったが，助産院の新生児はほとんど泣くことが少なく，語りかけへの反応も良かったと感じていた．この違いは，母親の精神的な落ち着きの差によるものであった．病院では，診察や病院のスケジュールの都合や一人の看護者が大勢の母親を担当しているため，母乳育児に不安を感じても個別に対応することが難しく，母親が育児に自信が持てずに精神的に落ち着いていない．それに比べ，助産院では，助産師が妊娠初期から個別に丁寧に相談に応じ，特に母乳育児などについてはきめ細やかなケアを継続して受けられるので，ほとんどの母親は心身ともに落ち着いていた．

　つまり新生児のメンタルヘルスケアを行うには，児の行動を観察して，その児の気質を見極め，母親がそれにうまく反応できるように継続して支援していくことが重要であり，そうしたケアが母親の産後うつ病を予防することにもつながる．

5　母児への継続的なメンタルヘルスケア

　筆者が妊娠期初期からかかわっていた妊婦が，妊娠33週5日の健診のときに報告してくれたエピソードを紹介する．

　「推定体重が2,021gと順調です．ゴンタン（胎児名）はエコーのとき，顔を子宮の壁に伏せて隠してしまいました．父ちゃんが，この前のちらっと顔のエコー写真で，ダンゴバナー！と意地悪を言ったので，『はずかしい！イヤイヤ～！』と乙女心を発揮したのでしょう．ゴンタンは手を動かしてばかりでしたが，最近，足の動きが活発です．早く名前を決めてあげないと，乙女心活発な女の子にゴンタンは複雑な心境かしら」

　このような妊婦の言葉からも母子相互作用は妊娠期から育まれ，育児は妊娠期から始まっていると実感する．

　産科医である池川は，2000年に行った胎内記憶に関するアンケートをもとにして，2002年に『おぼえているよ　ママのおなかにいたときのこと』[28]，2004年に『ママのおなかをえらんできたよ』[29]を出版し，胎児には「胎内記憶」「誕生の記憶」「おなかに入る前の記憶」があることを実証した．この本で池川は，胎内記憶がある子は53％，出産時の記憶がある子は41％いると述べている．

　筆者の姪も3歳くらいのとき，「生まれてくるとき，どうだった？」と聞くと「楽しかった．ママもよく笑っていた」と話していた．そういえば出産のとき，陣痛の合間に私と妹はよく笑いあっていた．

　また，筆者が助産学生のとき，妊娠初期から産後1カ月まで受け持たせていただいた方の子も「お母さんのおなかの中，どうだった？」と聞くと「真っ赤で，あたたかくて，気持ちよかった」とだいぶ大きくなるまで語っていたそうである．このようなことは，胎児の感覚機能とこころがいかに関係しているかの実証であると思う．

　妊娠期は母親を通して胎児を，出生後は新生児を通して母親を，個別に妊娠期から育児期を継続して観察し，かかわっていくことは，母児とものメンタルヘルスには重要である．さらに，母児に対してあたたかい愛情をもってケアをしていくことが求められる．

■ 文　献

1) Bowlby J：Forty-four juvenile thieves：Their character and home life. International Journal of Psycho-Analysis, 25：107-128, 1944.
2) Gagnon R, et al：Human fetal responses to vibratory acoustic stimulation form twenty-six weeks to term. Am J Obstet Gynecol, 157：1375-1381, 1987.
3) Winnicott DM：Babies and mothers. The Winnicott Trust, 1987／成田善弘，根本真弓訳：赤ん坊と母親．岩崎学術出版．pp.15-26, pp.45-59, 1993.
4) Brazelton TB, Nugent JK：Neonatal Behavioral Assessment Scale, 3rd ad, Keith Press, London, 1995.／亀山富太郎監訳：ブラゼルトン新生児行動評価　第3版，医歯薬出版，1988.
5) Klaus MH, et al.：Building the foundations of secure attachment and independence, peruses Publishing, New York, 1995.／竹内　徹訳：親と子のきずなはどうつくられるか．医学書院，p.94, 2001.
6) Treverthen C：Intrinsic motives for companionship in understanding；their origin, development, and significance for infant mental health. Infant Mental Health Journal, 22：95-131, 2001.

7) Panksepp J：Toward a general psychological theory of emotion. The Behavioral and Brain Science, 5：407-467, 1982.
8) 陳　省仁：乳児の運動・情動発達研究におけるダイナミック・システムズ・アプローチ．現代発達心理学入門，ミネルヴァ書房，pp.35-44, 1993.
9) 伊藤好美：1　光・音環境の調整は児の安静にどのような影響を及ぼすのか？ NICU最前線　Neonatal Care, 23(12), 12-17, 2010.
10) 山川孔訳，Edward Goldson 編："NICU の環境"未熟児をはぐくむディベロップメンタルヘルスケア．pp.5-8, 医学書院, 2005.
11) 御牧信義：新生児の潜在適応能力はすごい―新生児期から乳児期の聴覚・視覚の発達．周産期医学，40(12), 1737-1742, 2010.
12) Fantz RL：The origin of form perception. Sci Am, 204：66-72, 1962.
13) Kisilevsky BS, et al.：Effects of experience on fetal voice recognition. Psychol Sci, 14：220-224, 2003.
14) Haouari N, et al.：The analgesic effect of sucrose in full term infants；a randomized controlled trial. BNJ, 310：1498-1500, 1995.
15) Greenberg CS：A sugar-coated pacifier reduces procedural pain in newborns. Pediatric Nursing, 22(3)：271-277, 2002
16) 福原里恵：新生児の潜在適応能力はすごい―新生児期の知覚・嗅覚の発達．周産期医学，40(12), 1743-1746, 2010.
17) Sarant HB：Olfactory reflexes in the newborn infant. J Pediatr, 92(4)：624-626, 1978.
18) Sullivsn RM, Wilson DA：Molecular biology of early olfactory memory. Learn Mem, 10(1)：1-4, 2003.
19) Mac Farlane A：Olfaction in the development of social preferences in the human neonate. Parent-infant Interactuion, Elsevier Press, Oxford, p.103, 1975.
20) Nishitani S, et al.：The calming effect of a maternal breast milk odor on the human newborn infant. Neurosci Res, 63(1)：66-71, 2009.
21) 仁志田博司：新生児学入門．第3版，医学書院，p.31, 2004.
22) 岩田欧介・岩田幸子：新生児の潜在適応能力はすごい―呼吸・睡眠の発達と適応．周産期医学，40(12)：1747-1751, 2010.
23) 吉田敬子：母子と家族への援助．妊娠と出産の精神医学．pp.96-112, 金剛出版, 2000.
24) Bifulco A, et al：Predicting depression in women；The role of past and present vulnerability. Psychological Medicine, 28：39-50, 1998.
25) Murray L, et al.：The impact of postnatal depression and associated adversity on early mother-infant interactions and later infant outcome. Child Develoment, 67：2527-2540, 1996.
26) Field T：Maternal depression effects on infants and early interventions. Preventive Medicine, 27：200-203, 1998.
27) 菅原ますみ・他：発達初期における母親の精神的健康と乳児の気質的特徴との関連．発達の心理学と医学，1(2)：249-256, 1990.
28) 池川　明：おぼえているよ　ママのおなかにいたときのこと．リヨン社, 2002.
29) 池川　明：ママのおなかをえらんできたよ．リヨン社, 2004.

④ 産後の家庭での過ごし方と地域での継続支援

　母親になった女性にとって，産褥期とは，妊娠出産から非妊時への回復という生理的な意味だけではなく，母親という新しい役割を担った生活の始まりである．この時期は子宮復古をはじめとして身体が非妊時の状態に戻り，乳汁分泌という新たな機能が開始される．これらの変化は，産後の6～8週間に起こるが，その大半は退院後家庭でのセルフケアで対処しなければならない．そのため，始まったばかりの育児は，多くの女性にとって，次々と新しい課題が現れるストレスの高い出来事である．

　産後うつ病は，退院後，専門職の目があまり行き届かない家庭や地域生活の中で発症したり，悪化したり，再燃したりする．これらの危機をうまく乗り越えるために，母親を支える夫やパートナー，家族と地域コミュニティ，保健医療専門職の果たす役割は大きい．

1　母親になることへの理解
―ジェンダーセンシティヴな視点―

　現代の女性にとって，育児は，心理社会的プレッシャーがかかる状況的危機であるといえる．母親となる女性たちは，子どもとふれあうことの少ない環境で育ち，学業や仕事で男性と同じ競争社会・成果主義の社会で生活をしてきた．一方，育児では，今までの価値観やスキルといったものが，役に立たないほどの新しい経験に遭遇する．妊娠・出産は自己の身体のコントロールから始まり，子どもという自分の意のままにならない存在に戸惑いながらも，周りからの「よい母親」になってほしいという期待に応えようとする．専業主婦であれば，家事育児はうまくやれて当然と考えられ，兼業主婦であっても，女性には仕事と家事育児の両立が期待される．さらに，子どもを持つことが，「授かるものから作るもの」という意識に変わってきたことから，子育ては母親の意思を持った選択の結果であり，自己の責任において引き受けなければならないものへと変わった．その結果，仕事，妻，母親と複数の役割を完璧にこなす「スーパーウーマンシンドローム」といった燃え尽き状態に陥ることもある．

　最近では，育児を手伝う父親が増えてきてはいるが，平成30年度雇用均等基本調査[1]では，男性の育児休業取得率は8.6%（女性は87.9%）となり，前年度より増加しているものの少数にすぎず，依然として育児の主体は母親であることがわかる．

　このような性別役割分業について少なからず抵抗感や違和感を抱いたり，母娘の関係に葛藤をもつ女性では，母親になることが潜在的に負担になっていることがある．産後うつ病の母親のケアにあたっては，文化や社会が当然のこととして受け入れてきた性別

役割について，自らが無意識にもつジェンダーバイアス（男らしさ，女らしさについての固定的な観念，偏見，先入観など）に敏感になり母親役割への負担感に気づく必要がある．

そして，援助対象の抱える問題に，ジェンダー（心理社会的な性差，性役割）がおよぼしている影響に配慮し，援助対象の問題を捉えること，すなわち，ジェンダーセンシティヴな視点をもつことが必要である．

2 産後うつ病の家庭での過ごし方

1 心理教育の必要性

うつ病は社会的に認知され理解されるようになってきたが，薬物療法の受け入れや中断など課題は多い[2]．療養生活を効果的に行うために，うつ病についての知識（病気の理解，治療について，服薬の必要性，症状と対処，日常生活の仕方など）の心理教育（サイコエデュケーション）が行われる．特に育児をしながらの療養は本人の病気に対する理解のみならず，サポートする家族に対する心理教育（後述）が重要である．医療職や専門家との関係では，母親が受診をはじめとして相談できる場所を確保されていることが大切で，助けを求めたくなったり，服薬を中断したくなったりしたら，必ず連絡するように，また何でも相談できる窓口を伝えておく必要がある．

2 日常の過ごし方

産後うつ病からの回復は，母親という新しい役割に適応し，自尊心を回復する過程であり，新しい目標をもって人生に向かっていくことである．退院後，家庭や地域で生活しながら，徐々に，セルフケアの自立と維持に向けて調整をしていくことが必要である．

特に，育児は多くの新しい課題が現れてくるストレスの多い仕事である．母親になるという発達危機と並んで育児という状況危機ストレスにどう対処していくかが課題である．産後うつ病は，急性期，回復期，寛解期そして慢性化した場合の治療や療養は異なるが，ここでは通院治療を含めた一般的な家庭での過ごし方について述べる．

1）一日の目標を立てて生活リズムを作る

家事や育児のうちできることを拡大していく．ハードルを少しずつ高くしていく．ただし，目標達成に固執しすぎると自信をなくしてしまうので注意する．

2）心理的休息

うつ病の初期や症状が強い時期には，特に心理的な休息が大事である．子どもの世話

や健康状態など気に病むことがないよう家族は見守る必要がある．家族で育児をするという心構えと支援体制が必要である．可能であれば，家事代行サービスなどを利用するのもよい．

3）コミュニケーション

感情の表出をすること，そして受け止めてもらえることが必要である．出産後3〜4カ月になると身体の回復が安定し，周囲に関心がもてるようになる．しかし，育児中は，子どもと2人きりで終日，家に居ることが多く，大人と話す機会が少ない．この時期は，いわゆる「母親の4カ月の孤立」であるが，それは保健師・助産師の家庭訪問によって，防ぐことができる．訪問先の母親から，「久しぶりに大人と話した」と言われることがあるが，この発言からも現代の母親が子どもと2人きりで周囲との接触がない閉鎖的な環境で育児をしていることがわかる．玉木は[3]，「産後セルフケアチェックリスト」を用いて，うつ状態の程度をスクリーニングすることを試みている．その結果，うつ病の症状の軽重にかかわらず，「女性自身の孤独と社会相互作用」に関するセルフケアレベルが低かったことをあげ，発症後早期にあるいは予防的に対人関係を維持すること，向上するためのサポートが必要であると述べている．

4）気分コントロールとリラクセーション

精神障害は生物的脆弱性と心理社会的ストレスから起こる．日常生活で起こるストレス反応を軽減させ，本人のエンパワーメントや生活の質を向上させるためにリラクセーション技法は必要である．

リラクセーション技法[4]には呼吸法，ストレッチ（漸進的筋弛緩法），運動療法，自律訓練法，バイオフィードバック，イメージ法，催眠療法，瞑想療法，アロマテラピーなどがある．

5）十分な睡眠

育児中の母親は，睡眠時間の確保が困難である．特に夜間授乳を行っている間は睡眠時間の確保が重要である．起床から午前中は眠気や気分が優れないことが多いので休養をさせる．

6）適度な運動

散歩や買い物など軽い運動から始める．夜間寝つかれない場合には，ストレッチや体操を試みる．日中の散歩は，日光を浴びることによって体温を上昇させ，睡眠リズムを調整するといわれている．

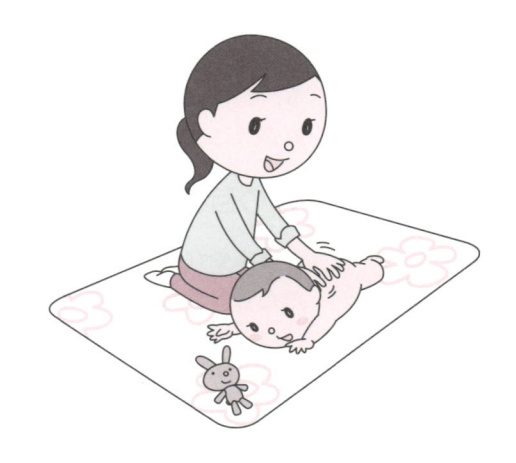

回復期には可能であれば，妊娠前に行っていたスポーツなどに取り組んでみるのもよいが，運動が負担になるようであれば行わない．ベビーマッサージなども取り入れるとよい．リズミカルに身体を動かすことができ，母子のスキンシップにもなる．保健センターなどでグループ研修を行っていることがあるので，気が向けば参加してみるのもよい．

7）栄養

栄養や食生活のあり方は，身体をつくる基礎であり，精神心理的な状態に影響を及ぼすことはいうまでもない．特に産褥期の回復，母乳分泌のためにも適切な栄養は欠かせない．心身の不調は食欲に現れる．

8）アサーティブトレーニング/アサーションスキル

うつ病の女性は自尊感情（セルフエスティーム）が低いことが多いと指摘されている．社会生活で，自分の考えや感情を表現する，批判や評価に応えるといった効果的コミュニケーションをとるためのスキルを身につけることは，感情の処理や気分のコントロールに役立つ．このアサーションスキルは，社会生活技能（ソーシャルスキル：Social skills）の一部で，同じ悩みや状況にある人々のグループ療法として用いられることがある．また，カウンセリングとして，ピアカウンセリングやカップルカウンセリングなどがある．

9）アルコール，タバコ，睡眠薬への依存

ストレスの解消や不眠への対処としてアルコールやタバコなどに頼ることや，安易に睡眠薬を服用することは特に授乳中は，避けなければならない．しかし，不眠や食欲低下，体重減少などは産褥期の変化とうつ病の症状との判別が難しいので，専門家への相談を勧める．

③ 育児のサポート

産後うつ病が長引くと子どもの成長発達に重大な影響を及ぼす．産後うつ病の母親は，子どもとあまりかかわらない傾向にあり，育児に自信がなく，マニュアル通りにいかないことに対し神経質で不安を抱く傾向にある．「子どもが可愛いと思えない」「母親になる資格がない」「子どもがかわいそう」などの強い自責感，罪悪感をもつことが多い．強い抑うつ感や不安が減じて，うつ病が軽症の場合は，周りの適度なサポートを得て，育児をすることが大事である．母子分離をすることで，ますます育児への自信をなくし，自分は役に立たないと自尊感情を低下させてしまうことがある．うつ症状が重症化すると，育児放棄に陥り，生きていても仕方がないと考えるようになり，自殺念慮や子どもと心中を図る危険性がある．このような場合は，一時的に入院を勧めることも必要になる．いずれにしても家族や周囲の人々，保健師などが育児をサポートし注意深く見守る必要がある．

④ 受診の時期と治療，カウンセリング

　通院治療や服薬が中断されていないか注意する．うつ症状の悪化やいつもと違う言動，特に意識混濁や幻聴や「死にたい」などの言動や受診を拒否する場合は注意を要する．

　産後うつ病は，産後6カ月以内に発症することが多いので，産後の1カ月健診では身体の回復と同時に母親の心理状態の把握が重要である．

　出産後3カ月前後は，産後うつ病にとどまらず，もっと重篤な産褥精神病が発症しやすいといわれる．強い不眠や激しい気分障害に始まり，意識混濁，注意力散漫，見当識障害，幻覚や妄想などの症状がみられたら，精神科への受診を勧める．

　市町村により実施の時期は異なる（生後1カ月，3〜4カ月，6〜7カ月，9〜10カ月など）が，乳幼児健康診査の機会を捉えて，母親の心理状態を丁寧に診ていく必要がある．産後うつ病は，ほとんどの場合，数カ月〜1年くらいで回復するので，9〜10カ月健康診査は回復の状態を観察するよい機会である．

⑤ 家族への影響とサポート

1）家族への心理教育（サイコエデュケーション）

　産後うつ病の母親と家庭で生活することは，母親本人だけではなく，家族にとっても，母親の症状への対応をはじめ療養生活の支援に困難をきたすことが少なくない．そのような生活は家族が回復の見込み，将来への不安，焦燥感，自責感や無力感を感じる辛い体験である．しかし，産褥うつ病の回復には夫・パートナーや実母などの支援は不可欠である．そのためには，家族に対する心理教育は欠かせない．家族への効果的な支援として，家族心理教育[5]があげられる．「病気や治療について最新の情報を専門家と共有する，アサーティヴなコミュニケーション，利用できるサービス，ストレスマネジメント」などが中心である．

　情報提供に続くグループセッションでは，家族自身が問題解決の糸口を見い出し，「自分の家族だけではない」という共感が得られ，家族が孤立することを防ぐことができる．

　また，専門家とのかかわりでは，患者が精神科受診や服薬を拒んだりする場合や，家族自身が不眠や食欲不振，抑うつ感に悩まされているときは主治医などに相談してもよいことを告げることが必要である．

2）コミュニケーションの取り方

　家族のコミュニケーションの取り方は，説得や批判，叱責などの言動は禁物である．「どうして〜ができないの」「まだやっていないの」といった言葉は症状を増悪させる．家事や育児がスムーズにできず，怠惰な一日を送る母親を見ているのは，家族として苦悩は大きいが，忍耐強く受け入れ，母親の感情を受け止めてあげることが大事である．また，家族は母親ができたことは褒め，支持していることを伝えるが，母親の自尊心の

低下と自分への評価を気にしているので，母親を無視して子どもを過度に褒めないことも大切である．

3）症状の観察と服薬の支援

　産後うつ病も一般のうつ病と同じように，抑うつ気分，落ち着きのなさ，集中力困難，無気力感，意欲低下がみられる．たとえば，日常の家事やちょっとした判断ができなくなることがある．食事の支度ができていないことから，優先度や段取りを決めるという複雑な行為ができないことを理解する．重症化すると幻覚や妄想を伴うこともある．

　症状が軽快すると自己判断で服薬中断することがある．特に母乳を飲ませている場合には，この傾向がみられることが多いので，家族の注意が必要である．家族や周囲の者にとって一番大事なことは，症状の観察とわずかな変化に気づき，どんな時に精神科を受診させればよいのか見極めることである．また，食欲低下，体重の増減や睡眠障害などがみられる場合，妊娠や出産による変調だと思い受診が遅れることがあるので，注意深く観察する．

　産後うつ病の回復と，自殺，母子心中，子どものネグレクトや身体的・精神的虐待を予防することが家族の役割である．そのためにも家族は症状の観察を行い，母親に「自殺をしないこと」を約束させることが重要である．

4）産後うつ病を発症しやすい背景と環境

　妊娠前からうつ病を経験した女性の場合，産褥期にうつ病を発症するリスクは高い．さらに，周産期母子のハイリスク状態のケアや継続的な支援が適切に行われない場合に発症する可能性は高くなる．たとえば，低出生体重児の出生，長期の母子分離，母体搬送後の緊急帝王切開を経験した母親のEPDS得点が高い[6]ことが報告されている．また，うつ病の家族歴や心理社会的因子であるドメスティックバイオレンス（DV）やジェンダーバイオレンス（GV），性的虐待，レイプの体験，望まない妊娠，若年妊娠，妊娠に拒否的な夫・家族の態度，シングルマザー，夫・パートナーのサポート不足やコミュニケーションの欠如，家族の病気や経済的困窮など，ストレスフルな環境やサポートを受けられない環境が背景にあることがある．また，不妊治療によるホルモン剤投与や不妊による健康観の喪失と自尊心の低下，情緒障害などが産後に影響している場合がある．

　また，産後うつ病の女性の夫のうつ病有病率について，CoxとHoldenは，Ballardの調査を紹介している．それによると父親のうつ病率は産後6週間で9％，産後6カ月で5.4％，母親のうつ病エピソードに遅れて発症するという関連がみられた[7]と報告している．

3 地域におけるメンタルヘルスケア

　地域で母親と家族を孤立させないことが重要である．そのためには，退院時から家庭での回復の時期の地域ケアを行うことである．退院時には，褥婦の身体の回復や子どもの世話について説明するだけではなく，本人の気持ちを聴くことが大事である．そして退院後の相談窓口を明確にして知らせておくこと，外来相談や電話相談ができること，利用できる相談機関の連絡先などについて情報提供することが必要である．

　地域ケアとしての保健師・助産師の訪問は，母子の健康と産褥うつ病の回復，産褥精神病の発見など，精神予防的介入が期待される．岡野は，Holden らの「傾聴訪問」という概念（ロジャースの非指示的カウンセリング技法）を紹介している．これは，指示をすることより傾聴に重点をおいた，共感的に接し判断を下さないといった方法であり，保健師や助産師などが地域のヘルスケアで用いる方法である[8]．

　地域でメンタルヘルスケアを行う保健師や助産師などの専門職に対するカウンセリングマインドのトレーニングなども必要である．そして，医師，助産師，保健師，心理職，ソーシャルワーカー，作業療法士（行動療法），栄養士，運動療法士など多職種のチームワークが必要であることはいうまでもない．

＜家庭訪問時の母子アセスメント＞
- 生活行動の観察
　　生活リズム，食生活，清潔，ハウスキーピング
- 健康状態（顔色，表情，会話，体重，食欲，睡眠，性器出血，月経再開，乳房の状態，母乳分泌，妊娠の有無；妊娠で症状が再発しやすい）
- 症状の観察
　　うつ症状の悪化と持続
　　産褥精神病の発症
　　通院・服薬の中断
- 家族関係，経済状況
- 子どもの発育・発達，母子関係（子どもや育児についてどう思っているか聞く）

■ 文　献
1) 厚生労働省雇用環境・均等局：平成30年度雇用均等基本調査．令和元年7月30日．
2) 上島国利監修，平島奈津子編集：治療者のための女性のうつ病ガイドブック．金剛出版，2010．
3) 玉木敦子：産後うつ状態にある女性のセルフケアレベルと生活の質．近大姫路大学看護学部紀要，創刊号，pp.13-23，2008．
4) 坂田三充総編集：精神科リハビリテーション看護．第2版，中山書店，2009．
5) 香月富士日：うつ病の複合グループ家族心理教育の紹介．こころのりんしょう à la carte，29(4)：517-521，2010．
6) 神田千恵・他：NICU入院による分離を経験した母親の産後うつに関する検討．母性衛生，48(2)：331-336，2007．
7) J Cox, J Holden 著/岡野禎治・宗田　聡訳：産後うつ病ガイドブック．南山堂，p.6，2006．
8) 岡野禎治：産褥期のうつ病と不安障害のケア．産婦人科治療，96：369-372，2008．

⑤ 若年女性のメンタルヘルス上の問題とケア

1 月経前症候群（PMS）

　女性は月経前の数日間は，下腹部にのみ感じられる不快感，腹部や胸部における緊張感，背中の痛み，吐き気，めまい，悪心，下痢や便秘，片頭痛などの愁訴を抱えることが多い．これはエストロゲンなどの影響によるもので，派生的に水分貯留傾向になり，むくみを生じることもある．ほとんどの女性はこのような変化を負担に感じず，自己コントロールなどで日常生活を問題なく過ごせることが多い．特に，思春期の女性は，自我同一性を確立している途上にある．そのため，女性が自己に対して否定的な態度を取っている場合には，精神的に興奮した状態，易怒性の高まり，感情流出，情緒不安定，不安，不愉快で攻撃的な情動，疲労感，抑うつ的感情などを生じることがある．
　しかし，月経前期に現れる症状が強くて，日常生活が著しく乱され，医療を必要とするものは「月経前症候群（PMS）」という．月経前2週間以内に周期的に発症し，月経開始後まもなく消失する精神的ならびに身体的症状をいう．PMSのおもな症状は，下腹部の痛みや膨満感，乳房の痛み，肌トラブル，むくみ，頭痛，めまい，肩こりなどの身体的症状と，イライラや情緒不安定，憂うつ感，注意力の低下，睡眠障害といった精神的症状がある．治療を要する際には，鎮痛剤などを対症的に用いるほか，低用量ピルや漢方療法などがある．アロマセラピーが有効なこともある．

2 過食症・神経性食欲不振症

　思春期の病的な肥満は，女性としての自己に向き合う際の葛藤の結果により生じることが多い[1]．過食は，不安，怒り，倦怠，欲求不満など，その他の感情的な緊張に対する代償的な反応・行為として一般的にみられる．とくに，抑うつ傾向の女性は，満足できない心の中の空しさを沢山食べることによって満たそうとしがちである．愛や安全に対する果てしない欲求は，食物との異常な結びつきの中に代償満足を見い出すのである．
　また，神経性食欲不振症の女性は，自分の身体が女性らしく見えるのを嫌い，故意に女性的なふっくらとした体型を避けようとする場合がある．このような女性は，自分が実際には非常にやせているという観念はもっていないことが多い．

3　10代女性の人工妊娠中絶

① 人工妊娠中絶の減少

　10代での妊娠が問題になる背景には後述するように多様な要因はあるが，10代女性は身体的，精神的にも未成熟であり，社会的にも入籍が難しいことや未就労による経済的基盤の脆弱さが大きな問題である．そのため，10代での妊娠は，心理・社会的な要因から人工妊娠中絶（以下，中絶）を希望することが多い．国内の10代女性における中絶は，2002年の44,987件をピークに2012年には20,659件へと減少傾向にある．これは，わが国では次世代を担う者を健全に育成するため，『健やか親子21』として思春期保健対策を重要課題として取り組み，それが功を奏した感がある．

② 人工妊娠中絶後の抑うつとの関連

　国内文献では，10代の人工妊娠中絶と抑うつとの関連を調査したものはほとんどないが，Wheelerら[2]は，妊娠早期の妊娠喪失が否定，抑圧，罪悪感，不安，抑うつなどの精神状態を呈すると述べている．また，Quinton[3]らによると，自己肯定の低い18歳未満の未成年者は成人に比較すると，中絶後1カ月は中絶決定したことに対する満足度が低く，中絶による利益を感じていなかったが，2カ月後には成人との有意差が解消されていたと報告している．10代の若い女性は多感な年代にあり，中絶後には目先の現状に後悔し，その利益について内省することができないためと推察される．さらに，抑うつ感情には，本人の自尊感情や家族関係，生活様式など，さまざまな環境要因が関連するため，10代女性間でも個人差が大きいことが推測できる．

③ 人工妊娠中絶後のケア

　時間の経過とともに心の傷は癒えるが，中絶直後には信頼関係のある医療従事者が精神的な支えとしてかかわることが重要である．そして，今後繰り返し中絶することを予防するためにも，本人の性行動に即して避妊に関するアドバイスを与えることが重要である．
　また，10代女性を取り巻く家族の戸惑う心情を察し，妊娠や中絶という行為を責めるのではなく，その背景要因である家族内の葛藤や問題などを解決し，本人が今後の人生を前向きに捉えられるように支援するべきであろう．

4 若年女性の妊娠・出産

1 10代女性が出産に至る割合

わが国における10代女性の子どもの出生数は2002年の21,401件をピークに，2016年には11,095件と減少傾向にある[4,5]．しかし，10代女性が妊娠した場合の出産に至る割合を算出すると，出生率の高い2002年の約3割と比較して2016年は約4割を上回っており，出産を選択する女性が増加しているといえる[6]（図5-3）．

2 若年妊婦のストレスフルなライフイベント

妊娠期とは「女性にとって幸福を感じる時期であるため」精神疾患が増悪することは少ないと考えられ，妊娠がうつ病にとってリスクであるかどうかは結論は出ていない[7]と，報告されている．しかし，社会的にハイリスク状態にある若年妊娠の女性にはストレスによる心理的不安定を生じやすい．海外では，10代妊婦の中でも18歳以下の若年妊婦とその産後にはストレスや葛藤が多く，さらに彼女たちが自主的に効果的な支援を得られにくい状況にあるため，抑うつ症状を招きやすいといわれている[8]．

国内の研究では，若年妊娠の大半は安易な性行動の結果にもたらされた予期せぬ妊娠であるといわれ，多くの若年妊婦が妊娠にまつわるライフイベントをネガティブにとらえていると推測しているものが多かった．筆者らは，国内の若年妊婦に妊娠継続するに至る心理の面接調査を行い，彼女らが親との離別・死別などの複雑な家庭背景から脱却するために，若いパートナーと新しい家庭生活を築くことに夢みることや自らが親にな

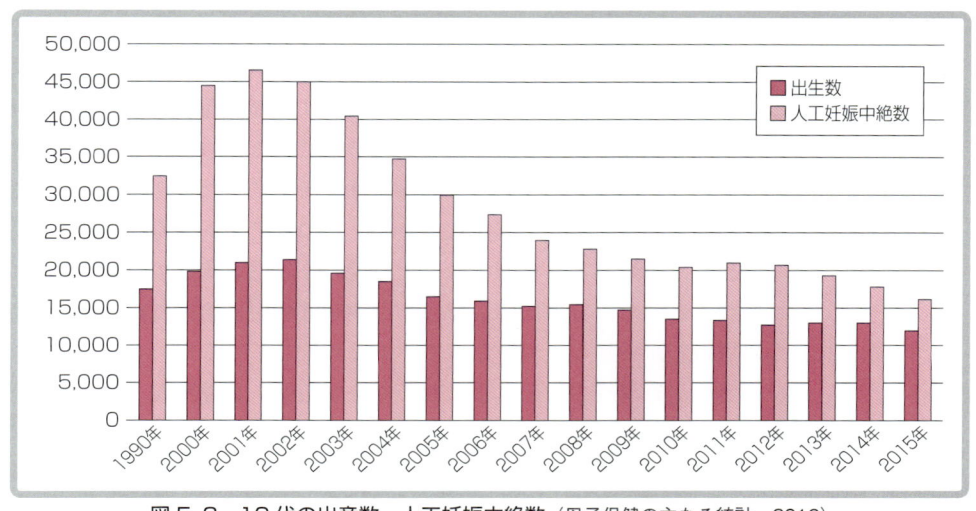

図5-3　10代の出産数・人工妊娠中絶数（母子保健の主なる統計，2016）

ることで親密な親子関係を短絡的に得ようとする傾向がうかがえた[9]．そして，まだ思春期にある少女が，月経停止による妊娠の懸念に対して産むか産まないの選択にゆらぎ，妊娠によるパートナーの曖昧な態度や不仲な実母への妊娠の告知など人間関係を築くことを強いられ，さらに学業中断や経済基盤の脆弱さを体験する妊娠期はストレスフルなライフイベントが満載であるといわざるをえない[10]（図5-4）．若年妊婦が，ストレスフルライフイベントに遭遇しながら，「妊娠を受け入れない」から「妊娠に向き合う」ことや，妊娠に対して曖昧な態度の「パートナーに詰め寄る」から「パートナーを見切る」や「実母との関係を強めようとする」へと，対処方略パターンを変化させながら困難を乗り越えている状況も見い出されてきた[10]（図5-4）．

3 若年妊婦の対処方略および0歳児虐待の潜在性

筆者の研究からは若年妊婦は妊娠を受け止めることが脅威であっても，その後のパートナーや実母などの周囲の支援次第では認知的評価を好転させ，ポジティブな対処方略を用いるケースもあった[6]．すなわち，良好な対人関係によって，妊娠に伴うストレスフルなライフイベントのネガティブな捉え方を柔軟に変容させられることが見い出されているのである[6]．

その一方で，パートナーと妊婦の関係が悪化する場合には，パートナーに3つの特徴がみられた．1つめは，10代のパートナーは，学生および非正規雇用者であるために社会的な不安定さと経済的脆弱さから出産決意に躊躇していた．2つめは，青年期特有の感情の不安定さに，労働から生じる疲労が加わって感情コントロール不足となり，罵倒や暴力を生じやすく，また自己中心的な思考などの精神的な未熟さがみられた．3つめは，パートナーの父親不在から生じる役割モデルの乏しさと精神的な未熟さが相乗して，妊娠に伴う展望の描きにくさがみられた．そのため，若年パートナーには夫や父親としての自覚や責任感に乏しく，重要な局面における意思決定を義父母に委ねて問題解決を先延ばしにする傾向がみられた．

特に，妊娠中期に入った若年妊婦の多くは，パートナーの支援不足のうえに胎動による児の存在感が急に増して不安を募らせたり，価値観の異なるパートナーの母親に自分の辛い思いを表出できず，昼間に一人で家に居ると急に涙もろくなったりしていた．これらは，妊婦が胎動を感じて「関係づけ段階」にあたる時期に，健全な進展が阻害されると胎児を不快なものとみなしたりし，この段階のあり方が乳児への愛着形成にも影響を与えるためであると推測される．最近の0歳児虐待の中でも生後1カ月未満の死亡が目立つことから，日本医師会では，母親が妊娠中に胎児に関心を払わないなどの『胎児への虐待』が背景の1つになっていると分析している．

筆者の先行研究の対象となった若年妊婦らは，実母や友人などの共感を得やすい人に相談して，パートナーやその母親と距離をおくために里帰りなどをしていた．このような若年妊婦がパートナーとの対人関係を円滑にするには，女性側の認知的評価や対処方略の転換という対人スキルの向上が重要であると示唆された[10]．

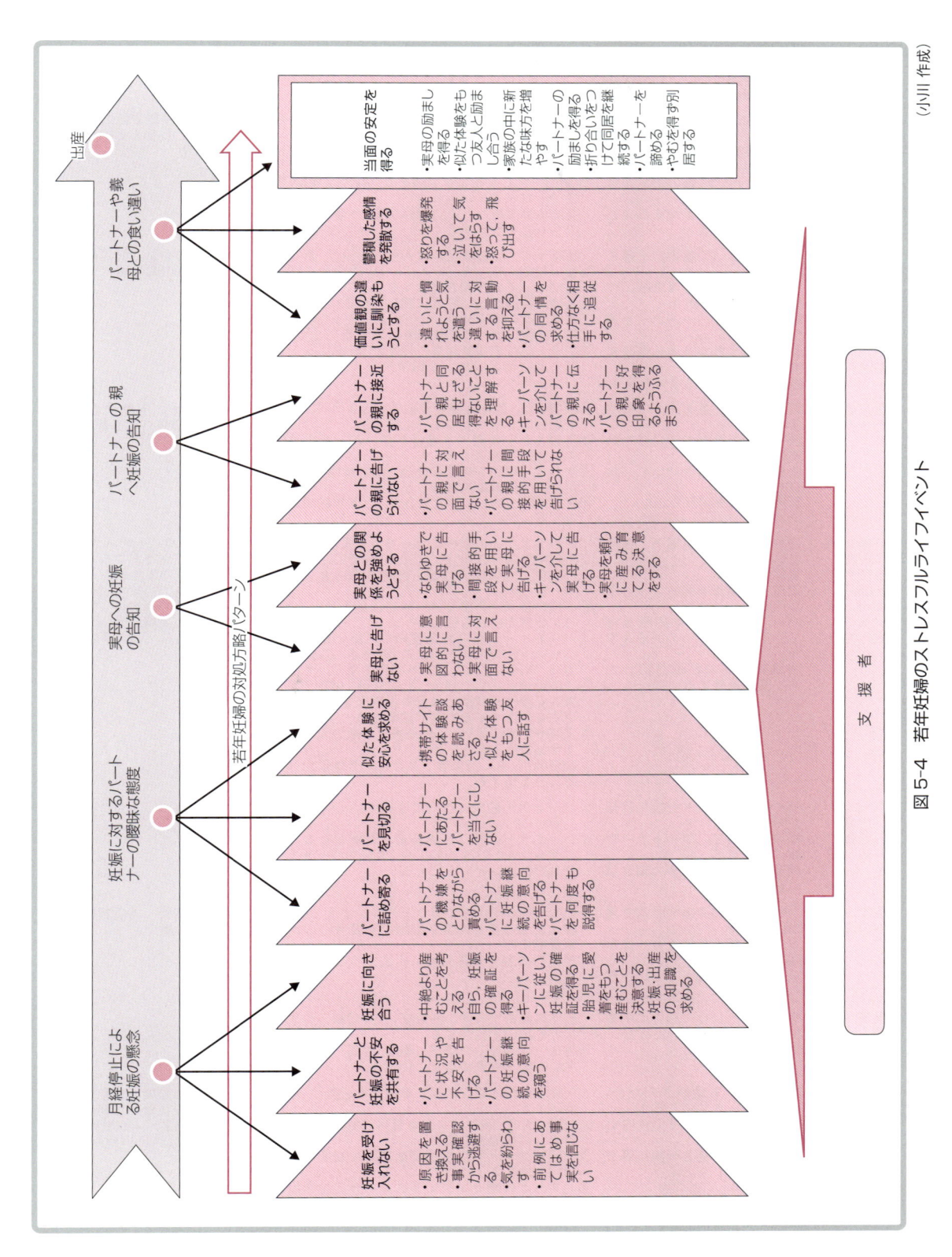

5　若年女性のメンタルヘルス上の問題とケア

図5-4　若年妊婦のストレスフルライフイベント

（小川 作成）

表5-16 若年妊婦の新たな支援プログラム

時期	ストレスイベント	ストレスイベント時の若年妊婦の考えや対処	保健医療従事者および学校関係者などのかかわり方のポイント	備考
妊娠前半期	・月経停止による妊娠の懸念	・他の原因に置き換える等，妊娠を否定する ・市販の検査薬実施から逃避する ・パートナーと妊娠の懸念を話す ・市販の検査薬を実施するなど妊娠に向き合う	①教員が保健体育の授業で，妊娠徴候や発覚時の対応を生徒に伝える ②養護教諭が，妊娠発覚時に相談しやすい体制をつくる ③保健所や医療機関が主体となって特定妊婦としてフォローする ④薬局や保健所などに，妊娠に戸惑う女性の相談先のちらしを設置する	・若年での中絶や妊娠継続の話を聞いてもらえる相談機関の紹介
	・妊娠に対するパートナーの曖昧な態度 ・切迫する中絶の適応限界	・産む産まないの選択に葛藤する ・パートナーに，妊娠継続について同意を詰め寄る ・曖昧な態度のパートナーを見切る ・似た体験をもつ友人に相談する ・携帯サイトの中絶情報を見る	①携帯サイトに医療相談コーナーを設け，産む産まない時のメリット，デメリット，中絶や妊娠・出産についての情報を提供する ②生徒が養護教諭に妊娠に関して相談にきた際，産む産まない時のメリット，デメリット，中絶や妊娠・出産についての情報を提供する ③中学・高校の保健体育の授業で，妊娠になった事例を基に情報収集と問題解決のスキルトレーニングを行う	・若年での中絶や妊娠継続が可能な医療機関の紹介
	・医療者の不快な対応	・医療機関に，意を決して受診する ・医療者の中絶を前提にした対応に嫌悪を抱く ・医療者の見下した対応に，本音を語れない ・医療者の話を理解できない	①医療者は，若年妊婦が安心できるように，警戒心や猜疑心を取り去るように接する ②産むことを希望する場合も多いことを念頭におき，意思を確認する ③やむなく中絶を考える場合，適応時期，方法，費用などの情報提供を行う ④医療用語を分かりやすく説明し，若年妊婦の理解を丁寧に確認する	・初期中絶と中期中絶の違い（方法，母体への影響，入院期間，埋葬許可）
	・妊娠継続の決断 ・予想外の妊娠月数 ・実母・実父への妊娠の告知	・産む産まないの葛藤を，医療者に吐露する ・実母に告げない ・実母との関係を強めようとする ・パートナーや親の同意を得て，産む産まないの決断をする ・中絶適応外の妊娠月数のため，産む決意する	①産む産まないの選択に悩んでいる際は，問題を焦点化するように相談に応じる（親やパートナーとの関係，経済面，妊娠・出産への怖さ，学業継続，など） ②実母の告知時の怒りは一時的にあるとしても，和解する多さも伝える ③パートナーや親に妊娠告知が可能となるコミュニケーションスキルの工夫（携帯メール活用後の告知，実母を介した実父への告白など）を伝える ④妊娠継続を決めた場合，妊娠経過，健診予定，検査の必要性や費用の公費負担制度などを，今後の不安を少なくする方向で説明する ⑤入籍や妊娠の届け出，母子健康手帳の入手について情報提供する ⑥助産師が，常に対象者（あなた）を気にかけていることを伝える	・健診時，パートナーや実母に，超音波画像やドプラー音を示し，胎児の成長を伝える ・女性は満16歳で入籍可能 ・妊娠継続の決定後，管轄の保健師との連携について本人の了解をとる（個人情報保護）
	・パートナーの親への妊娠の告知	・パートナーの親へ妊娠の告知ができない ・両親を介して，パートナーの親に告知する ・両家で，妊娠継続や入籍を話し合う	①パートナーの親に告知できにくい心情を吐露してもらう ②パートナーの親に妊娠告知が可能となるコミュニケーションスキルの工夫（実母やパートナーを介した告白など）を伝える	
	・退学か否かの決断	・つわりなどの身体的苦痛で通学困難になる ・友人の視線が気になり，通学困難と思う ・家でのんびり過ごしたいと思う	①退学や休学を即断することのないよう，将来の就職などを考慮した学業継続の重要性について情報提供する ②担任の先生や養護教諭に相談することを推奨する	・単位制高校・通信制高校などの所在の紹介
	・趣味・嗜好の断念	・喫煙や夜遊びは，胎児の発育によくないと思い，止める	①胎児の発育や母体の妊娠変化を，理解しやすい絵などを用いて説明する ②趣味（夜遊び）や嗜好（喫煙，飲酒）を自制できている様子を褒める	
	・経済事由によるパートナーとの同居困難	・パートナーも低収入のため，一緒に暮らせないと思う ・互いに親元で暮らすしかないと思う ・パートナーの親と一緒に暮らせればと思う	①対象者の経済状況に関する情報を把握し，不安を傾聴する ②妊娠，出産，育児にかかる費用の概略を認識できるように情報提供する ③公的補助など社会福祉制度や助成制度について情報提供する ④いずれかの親と同居することも経済的負担の軽減になることを提案する	・経済支援制度（出産費前借制度，児童扶養手当制度，医療費助成制度，入院助産施設） ・地域の相談機関（役所窓口，福祉事務所） ・住居支援（母子生活支援施設，公営住宅優遇入居）

妊娠前半期	・パートナーや義母との食い違い	・価値観の違いになじもうとする ・パートナーの親に本音を言えない ・パートナーの親に仕方なく追従する ・パートナーに同情を求める	①入籍や同居に伴う, 違う価値観を受け入れる難しさを共感する ②パートナーやその親に言えない辛さを吐露し, ストレス発散をする ③母親役割の押し付けや価値観の強制を医療者が行わないようにする ④支援を求められた際には, できるだけすぐに全面的に対応する	・多世代の同居生活へのイメージづけを図る ・「お母さんになるのだから, しっかり」などの言葉は禁句
	・友人からの孤立	・学校の友人とは, 話が合わなくなる ・一般の母親学級では疎外感を味わう ・似た体験をもつ友人と携帯で連絡をとる ・10代ママのネットでの友人をつくる	①妊娠について相談できる友人や大人の存在を確認する ②友人は学友と限らず, ネットでも連絡をとれることを紹介する ③できるだけ同年齢の10代ママを紹介し, 仲間同士の交流を促す	・10代妊婦ピア交流の実施
	・胎動自覚に伴う, 今後の生活の現実化	・胎動自覚に, 育てる自信がなくなる ・これからの生活が不安になる ・帰りの遅いパートナーにあたる	①経験者(親, 友人, 先輩)の出産や育児の話を聞く機会を設ける ②出産徴候や陣痛, 分娩経過やその過ごし方について情報提供する ③出産イメージがつくように, 陣痛室・分娩室見学やビデオ鑑賞を行う ④赤ちゃん人形を抱いたり, おむつ交換の練習で育児スキルを育む ⑤産褥期の知識を伝え, イメージづけを図る ⑥夫の立ち会い分娩を推奨する ⑦健診時に, 生活面の不安を助産師に吐露するスキルを育む	・入院の準備の確認 ・分娩台での出産の疑似体験 ・パートナーに立ち会い出産時の役割や協力方法を伝えておく ・入院方法の確認
妊娠後半期	・切迫早産や妊娠高血圧症候群による入院 ・緊急帝王切開術	・入院した病状を理解できない ・入院治療の意味が理解できない ・同年齢の妊婦のいない孤独感を抱く ・早く, 退院したいと思う ・胎児や母体の異常徴候が理解できない ・緊急帝王切開時に, 不安が募る	①若年妊婦に多い妊娠の異常(切迫早産, 妊娠高血圧症候群, 貧血)などの症状と母子に及ぼす影響を, 事前に説明する ②緊急入院時, 反応が得られなくても, ショックを受けている心情を察する ③退院に向けたモチベーション維持のため, 入院生活で楽しみを取り入れる ④妊娠異常の危険回避のための自己管理と異常徴候を医療者にすぐに話せるように問題解決スキルを高める ⑤事前に緊急帝王切開術になった際の処置や, パートナーや実母と連絡がとれるように伝える	・外来助産師との情報交換 ・対象者の趣味を入院に導入 ・緊急時の家族内の確実な連絡方法を伝える
	・予定日を過ぎても産まれないこと	・予定日に産まれると信じている ・周囲の理解が不足している	①予定日は目安であることや, 出産徴候や陣痛について情報提供する ②分娩中の具体的な過ごし方をイメージできるよう, 陣痛室などで安楽枕などを使用して呼吸法の練習を行う ③母乳栄養の利点を再度, 確認して, 乳頭のマッサージなどを行う	・お腹の張りの状態, 前駆陣痛と分娩陣痛の区別, 破水やおしるしの性状など, 具体的な場面をあげながら対応を考えてもらう
	・出産	・出産後に, 児への愛着が強まる ・パートナーの頼りなさに, 幻滅する ・育児への自信のなさ	①できるだけ, 外来から関わった助産師が出産に立ち会う ②夫立ち会い分娩を推奨する ③出産直後のカンガルーケアの導入, 夫と3人で過ごす時間をつくる ④夫にも, 児への接触を促し, 父性意識が高揚するようにする ⑤育児スキルを取得するように促す	・育児相談機関の紹介(小児科, 児童相談所, 保健所), 育児支援機関の紹介(ショートステイ, 一時保育, 産後支援ヘルパー事業, 病後児保育)

(小川 作成)

④ 若年妊婦へのヘルスケア

　若年妊婦に特徴的な「切迫する中絶の適応限界」,「退学か否かの決断」や「友人からの孤立」などの日常生活でのいさかい(デイリーハッスルズ)を含めたストレスイベントを表5-16に示した. このストレスイベントに遭遇した若年妊婦の考えや対処をふまえ, 若年妊婦の新たな支援プログラムを作成し, 保健医療従事者および学校関係者など

のかかわり方のポイントを示した（表5-16）．妊娠前半期の月経停止による妊娠の懸念や切迫する妊娠中絶の適応限界などのストレスイベントの際，若年妊婦の葛藤やゆらぐ意思決定を効果的に支持するために，若年妊婦の気持ちを推し量るような保健医療従事者からの適切な声かけが重要である．そして，妊娠継続を決意した若年妊婦には，実母の支えを得ることにより母娘の関係が修復して相互性が高まり，実母が最大のキーパーソンとなる可能性も明らかになっている．Coleman ら[12]は，母娘関係が不仲である場合に，自己の母親イメージに負の影響が出やすいといわれているため，妊娠前半期からの母娘の関係性の修復が重要といえる．

　パートナーとの入籍や同居などの環境が整うと若年妊婦のストレスイベントは軽減されるように推測されがちであるが，パートナーや義母との意見の食い違いが生じ，胎動に伴い今後の生活が現実化するにつれて，不安を増強しやすい．保健医療従事者は，この点をよく査定し，出産や育児に向けて，知識やスキルが向上するようにかかわることが必要である．さらに，妊娠後半期には切迫早産や妊娠高血圧症候群などによる緊急入院も多いため，その際の医療従事者の対応も重要である．若年妊婦は，初対面の医療者とは距離を置いた態度をとり，無反応を示すことが多い．しかし，本当は若年妊婦は緊急時の医療行為に状況を理解できず戸惑い不安を募せているのである．医療従事者のメッセージの伝え方が適切で若年妊婦の気持ちを推し量ることができれば，気持ちを表出して，医療行為を受け入れてもらうことができるだろう．

■ 文　献

1) DG Hertz, H Molinski／石川　中・赤池　陽訳：ライフサイクルからみた女性の心とからだ．pp.48-49, 医学書院，1986.
2) Wheeler SR, Austin JK：The impact of early pregnancy loss on Adolescents. MCN. Am J Matern Child Nurs, 26(3)：154-159, 2001.
3) Quinton WJ：Adolescents and adjustment to abortion：are minors at greater risk ? Psychol, Public Policy Law, 7(3)：491-514, 2001.
4) 厚生統計協会：国民衛生の動向，51(9)：44-58, 2004.
5) 厚生統計協会：国民衛生の動向，64(9)：62, 2017.
6) Kukiko OGAWA, et al.：The transration of cognitive appraisals through the interpersonal relationships in stressful life events among Japanese adolescent pregnant women. The Journal of Japan Academy of Health Sciences, 13(4)：145-159, 2011.
7) 加茂登志子：第4章　各ライフステージにおけるこころと問題　③女性と精神障害ウーマンズヘルス―女性のライフステージとヘルスケア．pp.150-151, 医歯薬出版，2010.
8) B Barnet, et al.：Depressive Symptoms, Stress, and Social Support in Pregnant and Postpartum Adolescents. Arch Pediatr Adolesc Med, 150：64-69, 1996.
9) 小川久貴子・他：10代女性が妊娠を継続するに至った体験．日本助産学会誌，21(1)：17-29, 2007.
10) 小川久貴子・他：若年妊婦のストレスフルライフイベントにおける対処方略パターンとその変化．日本保健科学学会誌，12(2)：77-90, 2009.
11) 吉田敬子：母子と家族への援助―妊娠と出産の精神医学．pp.30-45, 金剛出版，2000.
12) J Coleman, L B. Hendry／白井利明監訳，若松養亮，杉村和美訳：10代が親になること．青年期の本質，pp.142-147, ミネルヴァ書房，2003.

第6章 家庭内暴力としての子どもの虐待

1 はじめに

　周知のとおりわが国の虐待相談対応件数は年々増加し続けている（図6-1）．既存の家族間暴力の社会的認知が進んだために表面化したものか，あるいは虐待そのものが増加しつつあるのか，いずれにせよきわめて深刻な問題であり，国民全体が喫緊に取り組んでいかなければならない課題である．

　家族間暴力のなかでも子ども虐待は最も早く認知された虐待であり，その発見や予防についてはわが国でも配偶者間暴力（domestic violence：DV）や高齢者虐待に先んじて法制化され，すでにさまざまな取り組みがなされてきた．表6-1に「児童虐待の防止等に関する法律」（児童虐待防止法，平成12年制定）による子ども虐待の定義を示す．小児科や児童精神科，あるいは児童相談所など子ども関連の相談機関において子ども虐待は臨床やケースワークにおける最重要テーマであることは言うまでもなく，この領域に属する専門家集団は共通認識を少しずつ広げながら，保育園や学校も巻き込みつつ活発な動きを示すようになっている．一方，DVや親の精神健康保健の側からみた子ども虐待は，この流れに若干乗り遅れているように見える．例えば，周産期母子の精神健康保健においては，従来から「切れ目のない支援」の重要性がしばしば指摘されているが，乳児健診の場において，家族間暴力の有無にまで視野を広げて取り上げられることは少なく，乳幼児の虐待もまたまさにその間隙に入り込んでしまっているかのようである．本論では，わが国における子ども虐待の実態と女性の健康と加害親の肖像とともに親子相互関係への介入の必要性を述べたい．

表 6-1 児童虐待の防止等に関する法律（改正：平成 19 年 6 月 1 日法律第 73 号）による児童虐待の定義

> 第二条　この法律において，「児童虐待」とは，保護者（親権を行う者，未成年後見人その他の者で，児童を現に監護するものをいう．以下同じ．）がその監護する児童（十八歳に満たない者をいう．以下同じ．）について行う次に掲げる行為をいう．
> 一　児童の身体に外傷が生じ，又は生じるおそれのある暴行を加えること．
> 二　児童にわいせつな行為をすること又は児童をしてわいせつな行為をさせること．
> 三　児童の心身の正常な発達を妨げるような著しい減食又は長時間の放置，保護者以外の同居人による前二号又は次号に掲げる行為と同様の行為の放置その他の保護者としての監護を著しく怠ること．
> 四　児童に対する著しい暴言又は著しく拒絶的な対応，児童が同居する家庭における配偶者に対する暴力（配偶者（婚姻の届出をしていないが，事実上婚姻関係と同様の事情にある者を含む．）の身体に対する不法な攻撃であって生命又は身体に危害を及ぼすもの及びこれに準ずる心身に有害な影響を及ぼす言動をいう．）その他の児童に著しい心理的外傷を与える言動を行うこと．

2　わが国における子ども虐待の実態

　厚生労働省の平成 22 年度福祉行政報告例の概況における児童福祉関連の報告によれば，全国の児童相談所が 2009 年度（平成 21 年度）に対応した児童虐待の相談件数は 44,211 件であったが，2010 年度（平成 22 年度）の相談件数は，宮城県，福島県，仙台市を除いた速報値で 55,152 件に達しており，対前年度比だけでも 128％となっている（図 6-1）．また，内容相談別には，「身体的虐待」が 21,133 件と最も多く，次いで「保護の

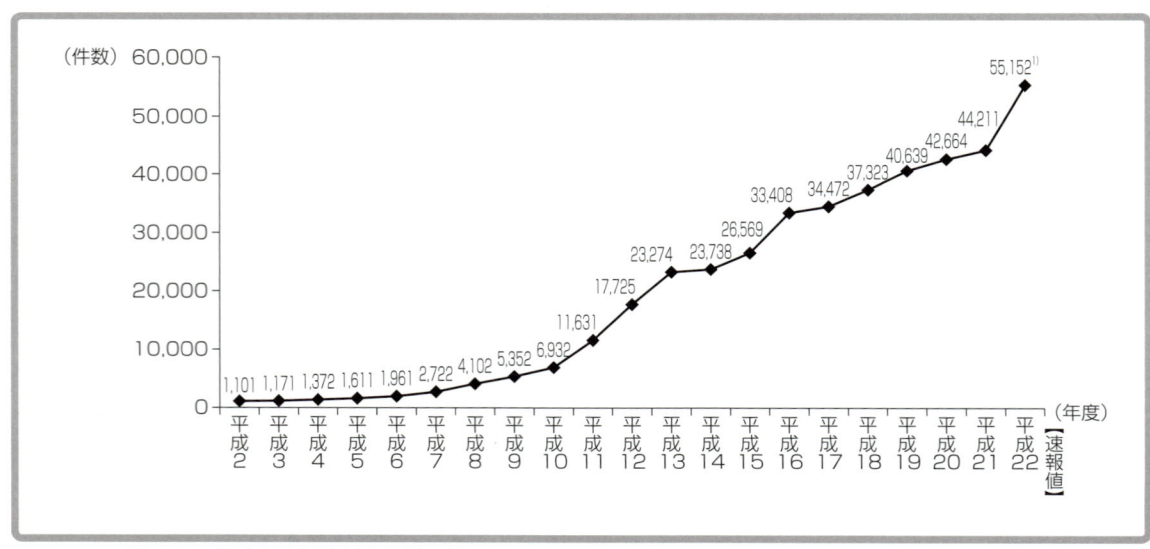

図 6-1　児童虐待相談対応件数の推移（厚生労働省－児童相談所における児童虐待相談対応件数）
1）平成 22 年度（速報値）の件数は，宮城県，福島県，仙台市を除いて集計した数値である
（厚生労働省：平成 22 年度福祉行政報告例の概況より）

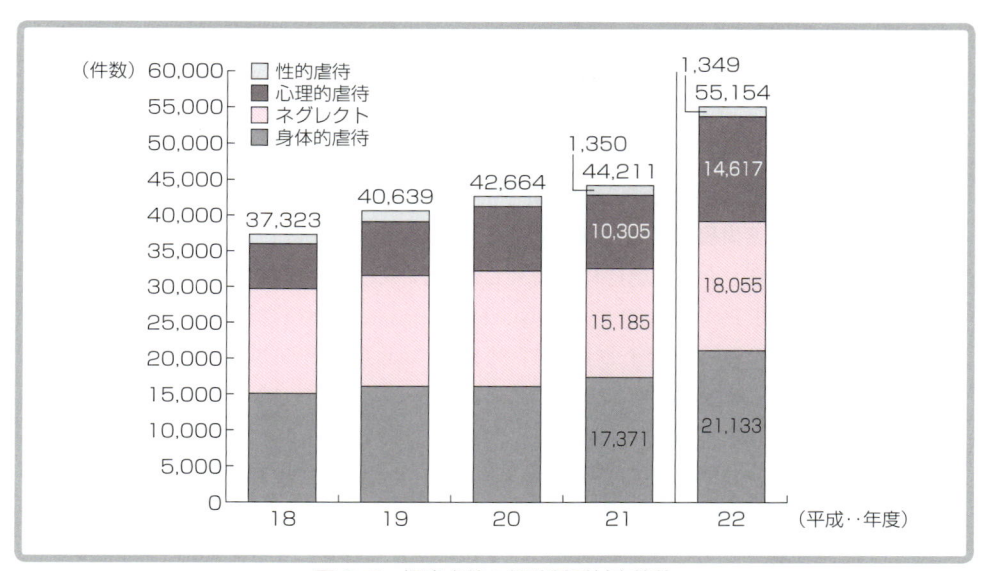

図 6-2 児童虐待の相談種別対応件数
（厚生労働省：平成 22 年度福祉行政報告例の概況より）

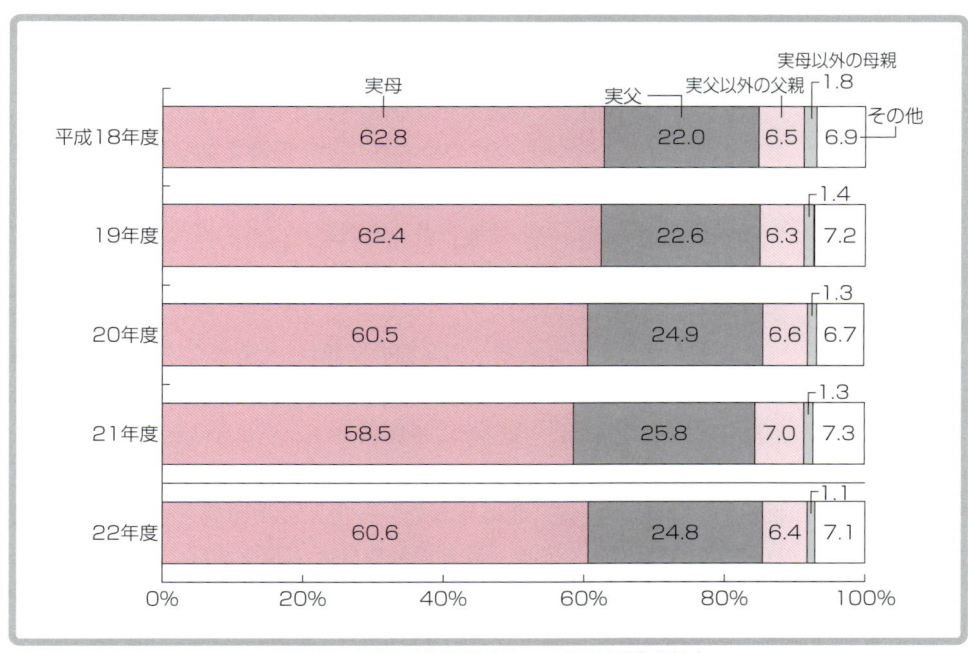

図 6-3 児童虐待相談の主な虐待者別構成割合
（厚生労働省：平成 22 年度福祉行政報告例の概況より）

怠慢・拒否（ネグレクト）」が 18,055 件であった（図 6-2）．さらに，主たる虐待者は，主な虐待者別にみると「実母」が 60.6％と最も多く，次いで「実父」24.8％であり（図 6-3），被虐待者の年齢別にみると「小学生」が 20,097 件（36.4％），「3 歳～学齢前」が 13,354 件（24.2％），「0～3 歳未満」が 10,834 件（19.6％）となっていた．

3 子ども虐待による死亡事例の概観

　子ども虐待の内実をより詳細に見るために，社会保障審議会児童部会「児童虐待等要保護事例の検証に関する専門委員会」第7次報告（平成22年度）（以下第7次報告書）から，子ども虐待による死亡事例について振り返りたい．同委員会によれば，平成21年4月1日から22年3月31日の間に子ども虐待による死亡事例として厚生労働省が把握した死亡した子どもは77例82人であり，その内訳は虐待死47例（49人），未遂を含む心中事例30例（39人）であった．子どもの年齢と性別を見ると，もっとも多かったのは0歳児20人（42.6％）であり，月齢的にみると，20人のうち7人が生後1カ月に満たない時期に死亡していた．また，3歳以下が38人で80.8％を占めていた．虐待死事例の虐待内容の内訳としては身体的虐待が29人（60.4％），ネグレクトが19例（39.6％）であり，主たる加害者は，実母が23人（48.9％）で最も多く，次いで実父，実母と実父がそれぞれ6人（12.8％）人である．このうち，両親が加害者である事例には，実母に対するDVがあり，実母が継父による子どもに対する暴行を止められず荷担していたものもあった．「DVを受けている」に該当する虐待死事例は，6例（13.6％），心中事例で1例（3.3％）であり，第4次報告以降，割合としては高くなっている．

　加害動機は，判明しているものでみると，「子どもの存在の拒否・否定」が10人（26.3％）と最も多く，次いで「しつけのつもり」と「保護を怠ったことによる死亡」がそれぞれ8人（21.1％），「泣きやまないことにいらだったため」が5人（13.2％）である．「しつけのつもり」（8人）について加害者の内訳をみると，実父3人，継父2人，両親2人，実母の交際相手1人であり，「子どもが反抗した」「おねしょ（夜尿）に腹が立った」などがきっかけとなっていた．

　死亡した子どもの妊娠期，周産期の問題は，「望まない妊娠/計画していない妊娠」が11人（22.4％）と最も多く，次いで「母子健康手帳の未発行」9人（18.9％），「低体重」8人（16.3％）である．虐待死亡事例における子どもの疾患・障害等についてみると，虐待死した事例のうち，6人（13.2％）に「身体発育の遅れ」が認められ，次いで，「身体疾患」が3人（6.1％）認められた．一方，心中事例では，「知的発達の遅れ」が7人（17.9％）で最も多かった．乳幼児健康診断の未受診は，虐待死事例では3～4カ月検診で6人（21.4％），1歳6カ月検診で7人（35.0％）である．養育期間や教育機関への所属は，虐待死事例では「なし」が35人（72.9％）に及んだ．なお，児が死亡した時の加害者の年齢は，階級別にみると，「20～24歳」が11例（33.2％）と最も多く，次いで「25～29歳」「30～25歳」が続いている．

　養育者の家族形態を見ると，第6次調査まではひとり親家庭が多かったが，この第7次調査では実父母が同居の割合が高く（60.5％），ひとり親（未婚）は7.0％，ひとり親（離婚）は2.3％と低下した．また，心中事例では実父母が同居している事例が75.9％と最も高い傾向が続いていた．また，養育者の状況として，地域社会との接触については

「ほとんどない」又は「乏しい」が，虐待死事例では約4割（40.4%），心中事例では，約1割（13.3%）であった．

また，実父母の就労状況における「無職」の構成割合は，虐待死事例で実母が50.0%，実父が16.1%，心中事例で実母が40.0%，実父が15.4%であり，特に実父の「無職」の割合は年々高くなっている．

主たる加害者で最も多かった実母の心理的・精神的問題の構成割合をみると，虐待死事例では「養育能力の低さ」（29.5%），「育児不安」（25.0%）が高く，第3次報告以降同じ傾向が続いている．心中事例では，「育児不安」（13.3%）が最も高かった．虐待死事例と心中事例を比較すると，虐待死事例では「養育能力の低さ」「DVを受けている」「高い依存性」のほか，「衝動性」「攻撃性」「怒りのコントロール不全」の割合が高い特徴が第5次報告以降継続してみられる．

また，この第7次報告では，子どもとの心中（未遂）に至った実母・実父の特徴と子どもに見られた特徴についても報告している．心中事例において実母が加害者である場合，3歳未満の6人には，実母に産後うつ病の疑いがあり，あるいは，精神疾患の既往歴があるまたは通院中である子どもの先天性心疾患などにより，保健師による家庭訪問や電話相談などの関与があるといった特徴をもちながら，いずれも十分なリスクアセスメントがなされていなかった．3歳以上6歳未満の8人では，発達障害の子どもの子育てに悩んでいる，借金を抱えているなどがみられ，事例の半数がひとり親であったという．ひとり親の事例は3歳以上で多く，育児疲れや経済困窮など他のリスクが加わっていた．子育て支援事業の利用のない者が多く，住居を転々としている事例もあり，ひとり親への積極的介入とニーズに合わせた支援が必要であるとしている．

一方，心中事件において実父が加害者である場合，5事例が実母と子どもを殺害して自殺を図る一家無理心中であった．この場合は，失業や離婚，借金，実父の精神疾患が認められ，子育てに関することが直接の要因ではなく，失業，離婚などのストレスイベントが引き金となっていた．

次に，最も多かった0カ月児の死亡事例についてみてみたい．「児童虐待等要保護事例の検証に関する専門委員会」は平成15年7月1日から同年12月末日までの児童虐待による死亡事例25例について平成17年4月に第1次報告を行って以来，23年まで7回にわたる報告書を提出している．この第1次報告から第7次報告の調査対象期間内に発生した0歳児の虐待死の死亡数は77人であり，どの報告でも一貫して他の年齢層に比較して最多であった．また，生後24時間以内（日齢0日）の死亡が67人（87.0%），と最多であり，日齢1日以上月齢1カ月未満（月齢0カ月）の死亡は10人（13.0%）であった．背景にある成因として最も多かった「望まない妊娠」は日齢0日の死亡例では54人（80.4%）であるのに対し，月齢0カ月事例では3人（30%）である．虐待死した0歳児の母親の年齢分布（図6-4）を見ると，10代後半と30代後半に2つのピークが認められ，児の遺棄を繰り返す事例には30代が多かった．

本調査から，同委員会は特に0歳児の虐待死を防ぐためには「望まない妊娠・出産を予防すること」が第一義的に重要であるとし，望まない妊娠や妊娠葛藤が背景にあり，

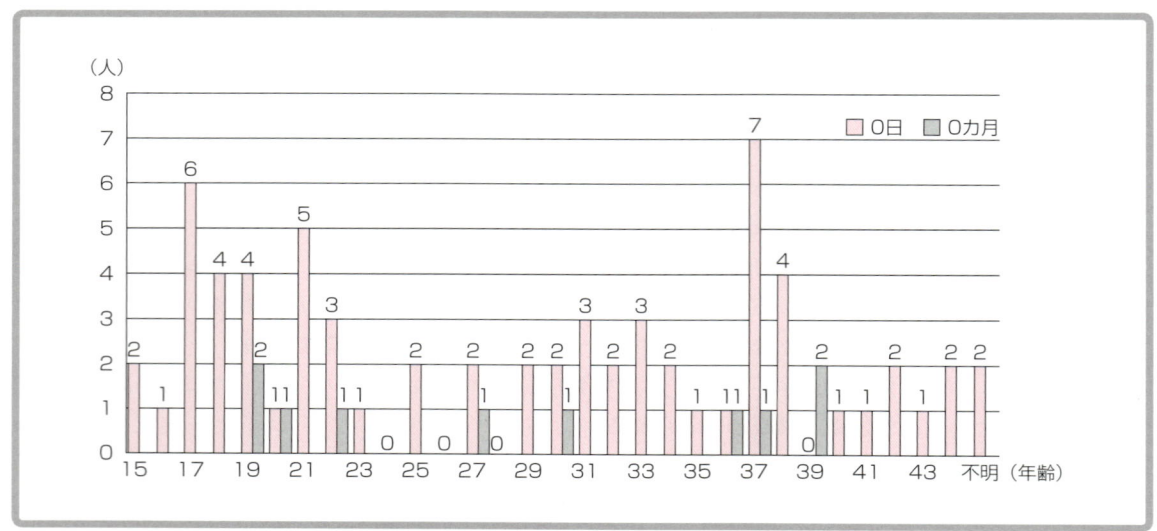

図6-4 虐待死した0歳児の母親の年齢分布
(厚生労働省：平成22年度福祉行政報告例の概況より)

妊娠や出産，子どもの出生を否定的に捉えていた場合，出産後の愛着形成や母親としての自分を受け入れていく支援を行うことが必要であり，望まない妊娠により妊娠葛藤のある女性が相談できる体制を整備し，相談できる場所を周知すること，妊娠早期に支援を必要とする妊婦を把握する機会をつくり，早期に把握した場合に医療機関と地域の保健機関が連携して支援を開始する体制を整備することが重要であるとしている．

4 女性の健康・安全から子ども虐待の防止について考える

これまで行われた虐待死事例の詳細調査からは，直接の加害者が実母あるいは実父母である事例が多く，DVが介在している事例が含まれている．また，心理的・精神的問題としては養育能力の低さや育児不安を抱く事例が多く，さらにその背景には無職・貧困といった経済的問題があることが浮かび上がる．特に0歳児においては望まない妊娠，産後うつ病などが問題点として上がっている．加えて，子どもの重篤な疾患や障害と養育疲れも背景因子として重要であった．これらを見る限り，子ども虐待の問題は女性の健康・安全の問題と不可分であると言っても過言ではないだろう．

1 望まない妊娠・出産へのアプローチ

まず「望まない妊娠・出産」について考えてみたい．わが国に限らず英国で行われた大規模コホート調査でも，意図せぬ妊娠から優位に虐待が発生したとの報告がある[1]．

望まない妊娠はなぜ起きるのだろうか．その理由としては，確かに若い世代の性や妊娠，避妊に対する知識の不足があげられるだろう．また，ある程度知識はあったとしても，現実感なく安易に考える者もあれば，性的逸脱行動によって妊娠に至る例もある．第7次報告書では，調査開始後第7次報告までの期間に虐待死に至った日齢0日児（67人）の出産場所は，自宅が45人（67.2%），自宅以外が12人（17.9%）であり，医療機関での出産は10人（14.9%）と最も少ない．なお，自宅での出産場所としてはトイレが31.1%，風呂場が15.7%である．また月齢0カ月児（10人）の場合は8人（80%）が医療機関で出産していたが，そのうち2人が飛び込み出産であり，妊娠中からハイリスクであった．飛び込み出産の危険もさることながら，日齢0日児の出産場所の85%が自宅など医療機関の外であり，飛び込み出産ですらないという事実は非常に重い．水主川は未受診で飛び込み出産をした妊婦39例の調査で，34例が未入籍，22人が相手男性と音信不通になっており，経済的困窮だけでなく，周囲への相談が困難な状況にあったことを報告した上で，地域保健所と福祉事務所と連携し，福祉事務所の連絡先と相談内容の秘密は厳守されることを明記した名刺サイズの情報提供書を作成し妊婦の手に渡るよう地域機関での配布する試みを行っている[2]．このような試みは，妊婦の未受診率を下げるばかりでなく，母子が現在ある福祉の社会資源を活用できるよう門戸を開くものであると考えられる．

❷ 性暴力被害者へのアプローチ

10代の妊娠でもう1つ取り上げるべきものとして，性暴力被害の問題がある．厚生労働省による平成21年度「男女間における暴力に関する調査」によれば，成人女性（1,675人）に，これまでに異性から無理やりに性交されたことがあるかを聞いたところ，「1回あった」という人が3.1%，「2回以上あった」という人が4.2%で，被害経験のある人は7.3%にのぼっていた．異性から無理やりに性交されたことがあった人（123人）に，その出来事の加害者との面識の有無を聞いたところ，「よく知っている人」という人は61.8%，「顔見知り程度の人」という人は13.8%となっており，「面識があった」という人は8割近い．一方，「まったく知らない人」（13.8%）という人は1割強となっている．また，加害者と面識があった人（93人）に，加害者との関係を聞いたところ，「配偶者（事実婚や別居中を含む）・元配偶者（事実婚を解消した者を含む）」という人が35.5%と最も多く，次いで「職場・アルバイトの関係者（上司，同僚，部下，取引先の相手など）」（25.8%）」，などとなっている．また，被害年齢は20歳代が38.2%と最も多いが，「小学生のとき」（12.2%），「中学生のとき」（4.9%），「小学校入学前」（3.3%）など低年齢で被害を受けたという人も2割ほどいた．厚生労働省の統計によれば，10代の妊娠のなかでも16歳以下の妊娠出産数が増加している実態があることもまた知っておきたい事実である（図6-5）．

10代の妊娠を少しでも減少させるためには，学校教育での介入が必須である．月経開始前後から性と妊娠に関する教育を行うことは非常に重要であるし，学校で相談にあた

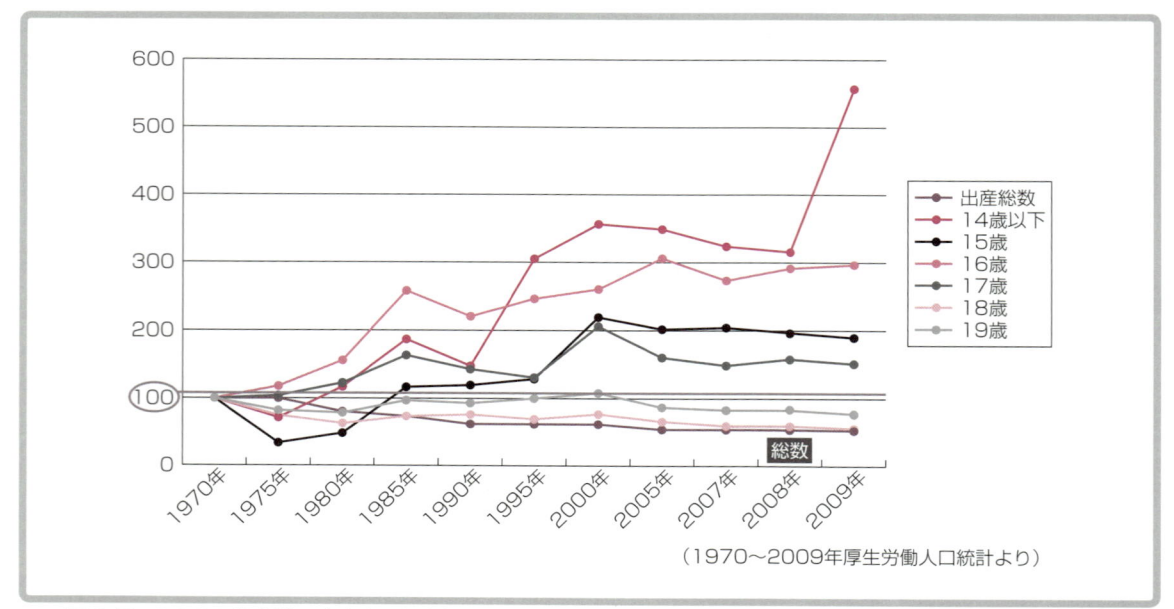

図6-5　14-19歳女性の出生率の年次推移（1970年の女性人口1,000対出生率を100とした時の相対値）

る担当者が性被害に関し，発見した場合の対処やプライバシーの保持等を含めた知識と相談技術をもつこともまた重要である．また，子どもばかりではなく，学齢期の子どもをもつ親へのこの領域の教育もまた望まれる．

　中でも，望まぬ妊娠の予防の観点からは，低用量経口避妊薬（ピル）と緊急避妊薬の適切な使用の知識をもつことが重要である．ピルはわが国では他国に遅れようやく平成11年に発売開始となったが，発売後しばらくは平成18年度調査では女性のわずか1.8%にとどまるとされ[3]，実用されているとは言い難い状態が続いていた．しかし，近年その販売数は急速に伸びてきており，並行して利用者数の増加が推定されている．また，副作用の少ない黄体ホルモン単剤の緊急避妊薬も平成22年12月に承認され，平成23年から発売されている．しかし，これらの薬剤は原則自費であり，貧困に苦しむ女性や家庭にとっては手に届きにくい．この点については今後なんらかの改善の余地があると考えられる．

3　DV被害者へのアプローチ

　妊娠中のDV被害についても触れておきたい．妊娠中のDV被害の頻度は先進国と発展途上国との間に大きな差異はない．また，妊娠中のDVは早産や胎児仮死[4]，児の出産時低体重を引き起こすことも知られている．一方，性的暴力を受けているDV被害女性はわが国においても多産であることが多く，20代ですでに4人，5人と出産しているケースも稀ではない．日本産婦人科医会医療対策部・医療対策委員会が平成14年と16年にわたって大規模調査を行っている[5,6]．これは，妊産婦へのDVに関する初の全国的

なアンケート調査である．本調査によれば，DV被害のリスクを有する妊産婦は全体の14.2％であり，とくに10代の妊産婦のDV被害が際立って高い頻度（36.6％）にある．同委員会は，10代の妊産婦のDV被害について，本人・夫・家族ともに"望まない妊娠"である場合が多く，また，経済的問題を抱えている割合が高く，DVのハイリスク群であり，妊娠後にDVは顕在化するがDVの結果として妊娠に至る者の割合も高く，また，乳幼児虐待のハイリスク群でもあるとの警鐘を鳴らしている．これは，一方で妊娠や出産を契機としてDVが発見されるケースが少なくないこともまた示している．この時期にDVケースを発見し，適切な介入を行うことはそのまま子ども虐待への防止策となる．

4 切れ目のない支援を行う

　妊娠・出産・授乳期は当事者にとっては一連の出来事である一方で，医療や行政のサポートは今のところ大いに「切れ目のある」支援になっている．最も大きな切れ目は乳幼児の1カ月健診以降，母子が産科から離れてから以降である．

　佐藤[7]はわが国における虐待の実態を踏まえ，母子健康手帳から把握できる虐待ハイリスクについて，①手帳の発行が妊娠後期または出産後であること，②妊娠検診が未受診であること，③飛び込み分娩，意図せぬ自宅分娩，④妊娠出産歴において第一子を10代で出産，多胎，低出生体重児，多子出産，⑤慢性疾患などの疾病があること，⑥婚姻形態や状況が未婚・内縁であること，⑦母子健康手帳に妊婦自身が記入する項目にほとんど記録がなされていないことをあげ，母子健康手帳から得られる客観的情報からだけでもハイリスクな状況を把握することが可能であると指摘している．

　最も多い0歳児の虐待死を防ぐ目的からは，母子健康手帳の利用は非常に重要である．しかし，おそらく1カ月健診以降，ハイリスク児を全員フォローするという形では徐々に脱落群が増えていくことは明らかであろう．「切れ目のない支援」という観点からは子どもの検診から子ども虐待を発見する，あるいは加害親を発見するという「発見」を目的としたアプローチよりも，むしろ，産後うつ病等母親の精神健康に対するフォローアップ体制の充実が，治療の受け皿がないことから生ずる精神健康障害の重症化や育児サポート不足を防ぎ，同時に子ども虐待の防止策となっていく可能性が高いと考えられる．この点を考えると，産前から母にかかわる保健師の活動は非常に重要である．保健師が虐待の知識とともに，女性の暴力被害を含む，包括的な女性の健康・安全に関する知識と対応技術をもつことは，今後の子ども虐待を予防する大きな鍵となると考えられる．また，医療現場で子ども虐待を疑った時には，もちろん子どもの安全の確保が最優先となる．カルテにはその事実を記載し，できる限り子どもと親に対して陰性感情を持たないように，中立的な立場で医療専門家として対応し，福祉事務所・児童相談所に通告する[8]のが基本である．しかし，「許さない」という姿勢のみでは子ども虐待を予防することはできない現実があることもまた知ってほしい事実である．

5　加害親の肖像

　虐待が起こる背景には，親，子ども，家族機能など多次元的な要因が存在するとされているが，虐待死事例の統計を見る限り，子ども側の，例えば発達障害や心理・精神医学的問題などの個別的要因が関与する部分はまだ非常に限られていると考えてよいだろう．換言すれば，親と家族側の要因が虐待の背景の大半を占めるわけである．

　斎藤は，精神科診療所に通院する「子どもを虐待する母」の特徴について，ほとんどがうつ病や外傷後ストレス障害など何らかの精神医学的愁訴を抱えている点をまずあげ，児童虐待の防止はまずこれら精神障害の治療から開始されなければならなかったとしている[9]．なかでも，①彼女たちの多くは父親がアルコール依存症であったり，父親の母親に対する暴力があったなどの理由で混乱した過程に成育していること，②彼女たちの多くが離婚などの不安定な配偶関係を営んでおり，高い割合でDV被害女性，いわゆるバタード・ウーマンがみられること，③虐待する母たちのうちの多くが虐待された子ども時代を送っていたこと，しかも特に多くみられるのが性的虐待であったことを注目すべき3点としてあげている．

　虐待や暴力の世代間伝達は非常に大きなテーマであり，エビデンスを示しながら簡潔にまとめるにはまだ道のりは遠いが，一点言えることは，虐待を「犯罪であり，してはならないこと」ととらえつつも，加害親への対応を罰則のみ，あるいは親子分離のみに限定してしまえば，虐待の連鎖を防ぐことには到底及ばないということである．子ども虐待を防止していくには，虐待という現象を，子ども虐待，DV，高齢者虐待といったカテゴリーで分断させずに，世代を含めた大きな視点で俯瞰し，これを医療にも行政の施策にも反映させていくことと，さらに，加害親世代の精神健康の向上と全体的な底上げを同時並行で行っていくことが必須である．そして，とりわけ生殖期間にある女性，中でも若い女性の精神健康保健に目を向けることは最重要課題である．その文脈では，子ども虐待は決して小児科や児童相談所に限定されたものではなく，予防という観点からはむしろ思春期以降成人女性を対象とする精神医学・心理学からのアプローチが重要な鍵となりうるのである．

6　親子の相互関係への介入

　近年家族間暴力のあった（ある）家庭への子育て支援プログラムやペアレンティング・プログラムについて若干言及したい．これらは直接的な虐待や，家族間暴力の目撃によって損なわれてしまった親子関係に対し，親子の愛着や相互交流の改善・回復，親機能の向上を目指して介入するプログラムである．Parent-Child Interaction Therapy

(PCIT) やトリプル P (Positive Parenting Program), trauma focused-CBT (TF-CBT) などの構造化された介入治療では徐々にランダム化比較試験を含めたデータも集積しつつあり，今後に期待がもたれる．また，これらの治療は，今ここの親子の関係を改善するだけでなく，虐待の連鎖を断ち切るための一助となる可能性がある．

■ 文　献
1) Sidenbotham P, Heron J, et al.：Child maltreatment in the "children of thenineties"；the role of thechild. Child Abuse & Neglect, 27：337-352, 2003.
2) 水主川　純：これからの妊婦検診体制を考える　新宿区における妊婦健康診査未受診妊婦への対応策．母性衛生，52(1)：56-60, 2011.
3) 武谷雄二（主任研究員）：「全国的実態調査に基づいた人工妊娠中絶の減少に向けた包括的研究」平成18年度厚生労働科学研究費補助金 疾病・障害対策研究分野 子ども家庭総合研究.
4) 内閣府：「配偶者からの暴力の被害者の自立支援などに関する調査」，平成19年4月.
5) 日本産婦人科医会　医療対策部・医療対策委員会報告：「妊産婦への家庭内暴力（DV）についてのアンケート調査」，平成15年3月.
6) 日本産婦人科医会　医療対策部・医療対策委員会報告：「周産期の女性におけるドメスティック・バイオレンス（DV）の精神健康被害および育児への影響の実態調査」，平成17年5月.
7) 佐藤拓代：妊娠期からの虐待予防．治療，87(12)：3209-3213, 2005.
8) 稲垣由子：子供虐待の発見と対応．治療，87(12)：3176-3180, 2005.
9) 斎藤　学：虐待（家族内暴力）の世代間伝達を断つ―レジリエンスの視点から―．治療，87(12)：3155-3161, 2005.

第7章

産後精神疾患を予防するための心理教育的介入プログラムの開発：多角的アプローチ

女性の産後メンタルヘルス問題は，無力，社会参加の減少，ケア能力不足などを引き起こし[1]，予防が困難とされる[3]重要な公衆衛生上の問題[2]である．

1 産後メンタルヘルス問題の背景にあるものと新しい予防手段

❶ 産後メンタルヘルス問題の本質と蔓延

産後うつ病に関する政策活動，臨床実施への提言，健康教育などについては主要な研究として焦点が当てられている．しかし，一般的な産後の不安障害に関してはエビデンスは増加しているが，産後うつ病よりは認識がうすいのが現状である[4,5]．

Brockington[1]は産後の精神障害についての文献をまとめ，スクリーニングによってうつ病と診断された女性の中には，うつ病の他に，心的外傷後ストレス障害，パニック，恐怖症，強迫全般性不安障害，適応障害などが含まれていることを報告した．これらは彼女らの状況，無力感，そしてしばしば不幸を反映することがある[6]．しかし，うつ病と診断された女性の中にも，軽いものから重篤なものまであるが，ほとんどの産後うつ病は軽症なものが多く，重篤なものは少ない[7]．Brockington[1]は，「産後うつ病」は一般用語として存在していても，臨床の場や研究上では定義があいまいであるとした．

本章は著者らの了解による Jane RW Fisher ら著，「Innovative psycho-educational program to prevent common postpartum mental disorders in primiparous women：a before and after controlled study」および Heather J Rowe ら著，「Development of a universal psycho-educational intervention to prevent common postpartum mental disorders in primiparous women：a multiple method approach」の一部抜粋の翻訳である．
英文は http://www.biomedcentral.com/1471-2458/10/432 および http://www.biomedcentral.com/1471-2458/10/499 からダウンロードできる．

エディンバラ産後うつ病自己質問票 The Edinburgh Postnatal Depression Scale（以下，EPDS[8]）（p.46 参照）による評価では，高所得国の女性のうち 3.7～36％にうつ病の可能性があり[9]，4.4～8.5％が産後の全般性不安障害を抱えている[10] という報告があり，このようにうつ病推定有病率の範囲は広く，明確さに欠けている[8]．産後女性のパニック障害罹患率に関してのエビデンスはあまりないが，パニック障害発症率は，産後はじめの 12 週間（10.9％）に普段（0.92％）よりも高いこと，およびパニック障害の既往のある女性は，症状は妊娠中ではなく産後に症状が悪化する[10] と報告されている．

子どもの誕生により発症する適応障害の有病率は明らかにされていない．しかし，初期に子育てに困難を感じ援助を求める母親は，うつ病や不安障害の診断基準を満たしていなくても，EPDS では平均より高得点であることが知られている[8]．適応障害などの概念の形成を発展させることがそれらのニーズを理解するために必要である[11]．

2 産後うつ病予防のための一般的な介入

精神保健サービスの一般的アプローチは，すでにメンタルヘルスの問題を抱える人々を治療するだけでなく，メンタルヘルスの促進や精神障害の予防なども含む必要がある[12]．

産後のメンタルヘルスの問題の予防におけるさまざまな介入，特に，主要とされる産後うつ病において，無作為臨床試験（RCT）が行われている．これらは，臨床的に顕著なうつ症状をもつ女性への介入，スクリーニングにより発見された，うつ病を発症するリスクのある女性への選択的介入，および人口に対する有病率を減少させるためのすべての女性を対象とした一般的な介入である 2 次的予防が含まれる[13～17]．たとえ罹患率のわずかな減少であったとしても，すでに症状の出ている個人を治療するよりも，公衆衛生上大きな利益となるため，一般的な介入が好まれる傾向がある[18]．また，このような介入は世間体が悪いというものでないため，よく使用される[19]．妊娠中のスクリーニングでは産後うつ病のリスク予測が難しい．それは，産後のイベントが産後うつ病発症の顕著な決定因子となっているためであるとシステマティックレビューは結論づけている[15]．

最近，出産した女性集団への一般的産後介入の提供で 7 つの介入研究がある．そのうち 5 つは女性個人に対する方略で，①心理学者と出産体験についての簡単な話し合い（デブリーフィング）[20]，②産後入院期間中に助産師が産院を訪問し話を聞く[21]，③主治医による，より早期の産後訪問[22]，④トレーニングを受けたサポートワーカーが，産後 1 カ月以内に 10 回にわたって毎回，3 時間の実用的援助と心理的ケアを含む家庭訪問を行う[23]，⑤新しい母親グループへの参加の有無にかかわらず，母親の健康，睡眠，サポートの必要性，児が泣くことへの対応について書かれた情報パックの提供[24]，などであった．他の 2 つは，総合的な地域を基盤とした介入を評価するものであり，それは女性の身体・精神的健康状態を判断し，適切なサービスを紹介するための，プライマリーヘルスケアナースとしてのスキルアップに関連したものであった[25,26]．Lumley ら[26] はさらに，一般開業医への特別なトレーニングの提供や，地域の発展を目的とし，赤ちゃんと

その両親のための地域設備とサービスの強化を行った.

　これらのさまざまな方略の中で，Lavender らの助産師が訪問し話を聞く介入[21]と，MacArthur らによるプライマリーヘルスケア介入[25]は，介入群のほうが対照群に比べメンタルヘルスの問題が減少した．しかし，Lavender らの研究によると，参加者の60％は独身女性で明らかなバイアスがあり，対照群の中に非常に高い割合でうつ病や不安障害の自己報告があった（50％が臨床的に重要な症状があると分類された）が，レビューではそれらが真の外れ値であるとの結論が導かれた[27]．McArthur らの介入[25]は，他のヘルスシステムに比べてプライマリーヘルスケア実施において関連が深い英国ナショナルヘルス計画の中に組み込まれた．全ての研究は ITT 解析によって検定され，治療するための介入として十分であり，適切に無作為抽出し盲検法を使用した．しかし，これらの研究にはいくつかの方法的限界があった．最終評価時に20％以上の脱落者[22〜25]があり，また，1つの研究は介入に対するコンプライアンスが不十分であった[24]．しかし，Dennis[3] はこれらの研究は一般的に質のよい研究方法であると結論づけた．これらの結果は，なぜ，多くの介入はよい結果が得られなかったのかという疑問を導く．そこで，以下のようないくつかの仮説が浮かびあがる．

　第1に，うつ病のような最も概念化された産後メンタルヘルスの問題が一般的な精神疾患の罹患と役割機能が SF-36 によって評価されたことである[28]．不安症状は2つの介入研究からのみ認められた．Lavender[21] は不安症状を介入により軽減できたと報告した．しかし，Priest[20] の研究では急性ストレス障害のグループ間に違いは認められなかった．これらの介入では，うつ病や急性ストレス障害以外のメンタルヘルス上の問題に対する利点を発見できなかった可能性がある．

　第2は，どの介入研究も精神疾患の既往歴による分析検討がなされていない．そのため，結果として導き出されてはいないが，この介入は精神科既往歴の有無により異なる影響を与えている可能性がある[27,29]．

　第3は，精神疾患の罹患を減少させるための介入メカニズムは，リスクファクターの変容を直接の目的としていないことである．産後うつ病の確認された4つのリスクファクターとして確認されているものは，精神科既往歴，予期せぬライフイベント，親密なパートナーとの関係の質，不十分な社会的サポートであり[30]，後者の2つは実際に最も産後の期間中に変化しやすい．

　ほとんどの一般的介入は社会的サポートの不足をあげているが，家庭外からの強化された専門的ケアの提供によって，特にプライマリーヘルスケアのコンサルテーションにおいても，女性とその親密なパートナーとの関係の質を改善させることを目的としたものではない[20,21,23〜26,29]．

③ 産後の精神疾患の新しい予防手段

1）親密なパートナーとの関係

　　　　親密なパートナーとの関係の質が女性の産後メンタルヘルスと関係があることには，確固たるエビデンスがあり，産後の精神疾患の予防とリスクを増大させる両方の作用がある．妊娠に喜びを感じ，女性をよくサポートし，励ましてくれるパートナーをもつ女性はよい気分でいられる[31~33]．一方，パートナーを信頼できない，パートナーと対立することがしばしばある，また，パートナーとコミュニケーションがうまくとれていない，パートナーとの関係に不満があるなどの女性では，気分がより悪い傾向がある[31,32~42]．このようにゆるぎないエビデンスがあるにもかかわらず，日々の生活の中での親密なパートナーとの関係の難しさについてはあまり研究されていない．北アメリカで妊娠期間中に行われた産後のメンタルヘルスの問題を予防するための一般介入のRCTのうち，2つのみがパートナーを含んでいた．50年前，Gordonら[43]は出産教育に男性を参加させ，普段よりも2回多く出産クラスを行った．そこでは父親と母親の役割を教えるだけでなく，女性の生活を見直すために，男性が家庭でどのようにふるまうべきか気が回るよう指導した．産後6カ月時，介入群はスタンダードケア群と比べて，女性の"感情の混乱"が非常に少なかった．Midmer[44]は1回3時間のクラスを2回分増やし，そのクラスでは新しい母親（new mother）が感じている，カップルとしての感謝の気持ち，孤立感，矛盾する感情，対立，恨みおよび罪悪感に焦点を当てた．そして，新しい家族となった気難しい赤ちゃんとの関係，および家事の再配分に関して，ロールプレイをしながら問題解決の方法やコミュニケーションのテクニックを練習した．産後6週間と6カ月を比較すると，介入群の男女のほうがスタンダードケア群の男女よりも不安をもつ者が少なかった．Gordonらの研究では，産後のメンタルヘルス推進の方略には，女性のパートナーを参加させることを重要なエビデンスとして引用している[27]．

2）ぐずる児（unsettled baby）の行動

　　　　文献によれば，児の行動が子育て因子に影響を与えることについては最もよく研究されており[45]，児が泣きやまないことと母親がうつ病であることの関連性も周知されている[46]．いくつかの研究ではその関係が相互的であり，児の行動は母親の自信に悪影響を与える可能性があるとしている．援助が必要となる母親の児の行動には共通点があり，ずっと泣きやまないこと，夜間よく寝ないこと，昼間短時間しか寝ないこと，およびよくぐずることなどである[47,48]．非常によく泣く児の母親は，他の母親と比べ，育児ストレスと母親としての無能感を強く感じ，児のことをよく思わないといわれている[49]．

3）労働疲労感

　　　　育児をする母親の強い疲労は，日常生活に悪影響を与えているにもかかわらず，それはしばしば，正常なこと，もしくは些細なこととして扱われてしまう[50]．本来はうつの

徴候としてみなされるものであるが，母親の行う無報酬の労働である新生児の育児が非常に過小評価されているがゆえに，別の見方が生じている[51]．前向き研究において，児がよく寝ないことと，母親の疲労は，女性のうつ症状の発症前の徴候として報告されている[52]．

4）うつ病の社会理論

BrownとHarris[53]の社会理論は，女性の抑うつが，新生児の母親になるための環境が，厳しいと強調されるような，閉じ込められた環境であることと，屈辱的な体験から生じると提案しているが，それに対し，われわれは，特に育児中の母親の場合はこの理論にあてはまらないことを立証する．育児は本質的に拘束されるものであるが，もし児が母親のあやしで落ち着き，笑い，対話し，おっぱいの吸啜が上手で，少なくとも平均的な成長発達を示していれば，母親は満足感を感じるであろう．しかし，反対に，母親があやしても落ち着かず，泣き叫んだり，母乳育児がうまくいかなければ，母親は児に対して批判的な思いを描くこともあるかもしれない．育児をしながらの家事は，毎日が同じことの繰り返しで，孤独で，決して終わりのないものであり，喜ばしく満足できるものではないであろう．新生児をもつ母親はパートナーに自分の努力に気がつき，認めてもらいたいと感じており，特にパートナーからの屈辱的な批判には傷つきやすい．人生のこの段階において，女性は親密なパートナーとの関係に依存を増しており，職場や地域との関係がうすい状況にある．

パートナーを交えて日々の関係を修復しようと試みた研究，児の行動に焦点を当てた研究，もしくは育児と家事による疲労の防止を試みた研究は一般的な産後の介入としてはみあたらない．そこでわれわれは，新生児をもつ母親のうつ病や不安は，母親の疲労によって生じ，不十分だがまだ修復できるかもしれない親密なパートナーとの関係を特に反映するものとして概念化できると仮定した．

この研究の目的は，「What Were We Thinking！（WWWT介入：私たちが考えていたこと！）」というプログラムがうつ病や不安などの一般的な母親のメンタル問題，もしくはうつ病のみ，不安のみ，そして不安とうつ病が混在している適応障害を減少させる効果があるか否かを評価することである．WWWT介入は母親，父親，彼らの初めての児のための，高度に構造化された簡単かつ一般的な心理教育的介入である．そして，これは育児疲れにより影響を受ける，親密なパートナーとの関係，児の行動管理に焦点を当てている（詳細は文献29を参照されたい）．

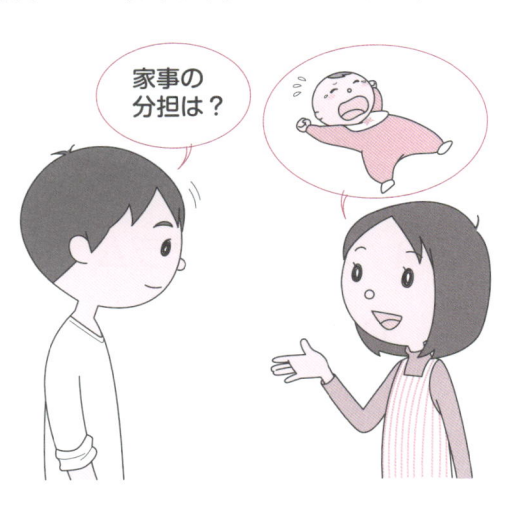

2 心理教育的介入プログラムの概要

1 研究方法

　　WWWT介入は，家族や社会的ネットワークの中で大きく広がり，継続的に参考することができ，さらに家庭で利用できる魅力的な資料としてデザインされた．介入群がスタンダードケア群に混入して汚染されるのを防ぐために，この研究では時期をずらしBefore and After Study（前後比較試験）による対照研究デザインを用いた[54]．われわれは，はじめ，従来の産後ケアを受ける対照群を募集した．その後すぐに，従来の産後ケアにプラスしたケアを受けるグループを募集し，このグループを介入群とした．この2グループのベースライン（基本的特性）の違いをコントロールし，結果を比較した．

2 調査地域と期間

　　この研究はオーストラリア，ビクトリア州（人口550万人）[55]のいくつかの地域の行政区域（Local Government Areas：LGAs）で施行された．このLGAsは社会経済的な利点と欠点の範囲をカバーしうるように，地域の社会経済指標（SEIFA）により選択し[56]，山村部から3カ所，メルボルンの都市部から4カ所を選び調査地域とした．対照群は2006年2月から12月まで，介入群は2007年2月から12月まで調査が行われた．介入は児の出生から約4週間後に，母親が出かけやすい，地域行政区域にある母子ヘルスセンターにて行われた．6カ月後の対照群のフォローアップは2007年6月に，介入群のフォローアップは2008年6月に実施した．

3 対象者

　　対象者は健康な児（第1子）をもつ，一般的な家庭訪問時と私立の産科病院の産後病棟で，母子保健師（maternity health nurse）によるこの研究についての説明（文書と口頭）に興味をもったカップルである．

4 介入プログラム

1）介入の仮説原理

　　WWWT介入プログラムの仮説原理は，第1に，産後の不安はうつ病と同じように重要であり，よく注意することが必要である．しかし，うつ病や不安は簡単には診断がつけられず，実際的には両者とも同じように扱われる．第2に，パートナーと児の行動は

母親のうつ病や不安を減少させ，母親としての自信や能力を向上させる．第3に，女性は満足したよい関係をもつパートナーからの助けを求めるものであり，医療専門職によるケアは増やさない．第4に，継続する毎日の生活の中での相互関係の向上はメンタルヘルスの促進において基本的に重要なものである．第5に，この知識が発達段階の危機的な状況において利用できるよう作成されることが必要である．最後に，介入する言葉が重要であり，ジェンダーステレオタイプへの対抗と新生児へのマザーリングという名誉ある仕事への尊敬が必要である．

2）心理教育的アプローチ

WWWT介入は両親の学習ニーズを満たすための教育的アプローチを用い，理論的に妥当な心理的メカニズムに焦点を当てた心理教育である．

このプログラムの目的は，次のとおりである．
①父親が理解と共感をもつことにより，母親の自尊心が傷つくことを最小限にする．
②互いに独立し，休みを分担できる両親は，育児を共有できるので，一人で悩まない[53]．
③泣いている児の感情よりも，認知に焦点を当てた行動をとれるようなスキルを身につけることが目的であり，児を泣かせないようにすることではない．

これらの方略は，母親のイライラを減少させ，疲労を最小限に抑えることよりも，満足のいく，そしてやりがいを感じる親密な母子関係を促進させることに期待をおいている．これにより，親としての自信が得られれば，児の行動が落ち着き，結果としてうつ病，不安および適応障害を減少させることにつながる[29]．

この教育的アプローチは，十分な知識の提供と新しいスキルを習得するための機会となる．この時期の母親は疲労により，このような情報やスキルを，自己学習を通じて獲得することが難しく，ほとんどの人がその提供された情報やスキルが科学的根拠に基づいたものか，もしくは個人的な経験や意見で構成されているものなのかを区別することは困難である．成人学習の原理を基に，グループでディスカッションをし，個別に与えられた課題に取り組み，その後カップルの間で話し合いを行う．その中には，問題解決の方法や交渉のしかたの練習，児を落ち着かせる練習，ショートトークや実用的なデモンストレーションなどがある．会のファシリテーターは，支援的で中立であり，知識をもつ者である．①ジェンダーステレオタイプに立ち向かうこと，②ファザーリングとマザーリングは違いはあるが，どちらも同じように重要であると位置づけること，③感情を精神病的というラベルをはらずに，その状態に適した診断名を，名づけて正常化することを目的に，注意して言葉を使用することが規定された．

3）具体的内容

WWWT介入には13のセクションがあり，児についてと母親と父親についてという2つの内容に分かれている．各セクションのワークシートの一例は，図7-1，2のとおりである．

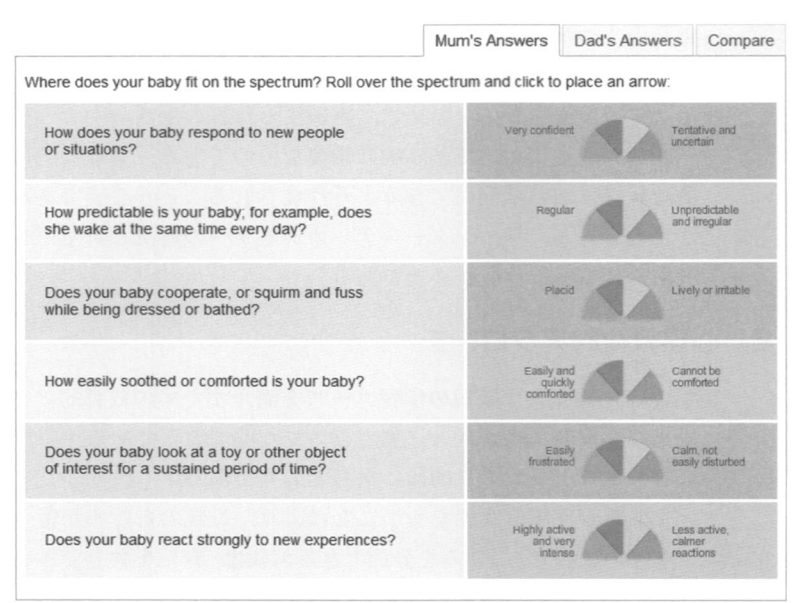

図 7-1 Each baby is different
What We Were Thinking [http://www.whatwerewethinking.org.au/index.php]

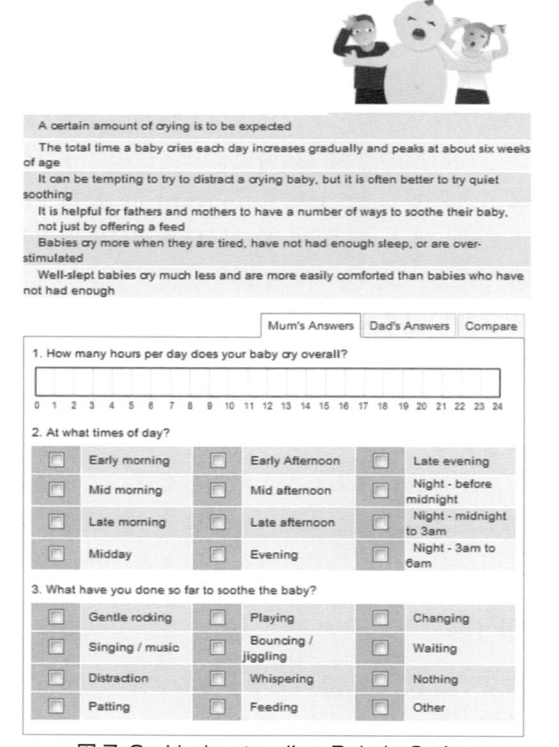

図 7-2 Understanding Baby's Crying
What We Were Thinking [http://www.whatwerewethinking.org.au/index.php]

⑤ 標準的なケア

対照群は通常通りのプライマリヘルスケアを受けた．

⑥ データソース

データはコンピューター支援の電話インタビューにより収集され，インタビューは産後約2週目（第1次インタビュー）と産後約6カ月（第2次インタビュー）に行われた．

主な結果は，DSM-IV 基準[57]により特異的または社会的恐怖症，広場恐怖症を伴うあるいは伴わないパニック障害，全般性不安障害，気分変調症が診断され，WHOの総合国際診断面接（CIDI：Composite International Diagnostic Interview）[58]により産後6カ月の間のメジャー（大うつ病など）な，もしくはマイナー（軽症なうつ病など）なうつ病のエピソード評価を行った．適応障害は，DSM-IV の基準により，死産ではないのに，分娩後から少なくとも2週間以上，ほぼ毎日，1日中気分が落ち込み悲しい（抑うつ気分を伴う適応障害），分娩後から少なくとも1カ月以上，仕事，家族，児との生活などの日常生活に心配，不安，緊張感がある（不安を伴う適応障害），もしくはその両方（不安と抑うつ気分の混合を伴う適応障害）と分類された．この診断は，もし参加者の他の症状がメジャーもしくはマイナーなうつ病のエピソード，もしくは一般的な不安障害の基準に達している場合には適応されなかった．

精神疾患の既往歴も質問され，CIDI ではアルコールやドラッグ依存の治療の有無，うつ病，摂食障害，もしくは普段の生活の中でのパニック障害と診断がついたことがあるかを自己報告してもらった．

潜在的な交絡因子は第1次インタビューの中の特別な質問を用いて評価された．母親の要因は，年齢，出生国，家で使用している言語，婚姻の有無，最終学歴，職業，健康状態，妊娠，パートナーのサポートの評価，出産病院からの退院後の育児に対する自信についての自己評価を含んでいる．児の要因は，多胎であるか，性別，出生時体重，出生時の妊娠週数，健康状態および栄養方法などである．標準化されている精神病状の測定法によりパーソナリティ，うつ症状，児の行動と親密なパートナーとの関係の質が評価された（表7-1）．

介入方法の妥当性はそれぞれの実施後に熟練実施者により，標準プログラムの評価チェックリストを用いて評価された．実施者は5段階のスケールで（1＝達成なし，5＝完全達成），13のプログラム構成内容がそれぞれについて客観的にその実施の適切性（達成度）を評価し，介入実施に影響を及ぼした予期しなかった出来事の詳細についても評価した．

インタビューとインタビューの間で生ずる潜在的な変動要因（イベントの数と重症度によって評価された不運なライフイベントの自己報告[59]と，メンタルヘルスサービスあるいは早期子育てサービスの利用を含め）は第2次インタビューにおいて評価された．

表 7-1　標準化された測定方法とその精神学的特性

変　数	尺　度	スケールの説明	精神学的特性
主な結果			
一般的精神障害	Composite International Diagnostic Interview（CIDI）[58]	Widely used, completely structured layadministered clinical interview that yields DSM-IV and ICD-10 diagnoses through algorithms.	Concordance between CIDI diagnoses and Structured Clinical Interview for DSM-IV（SCID）diagnoses of depression（kai＝0.54）and anxiety disorders（kai＝0.48）[70]．
基本因子			
メンタルヘルス問題を増幅させる可能性がある傷つきやすさ	Vulnerable Personality Style Questionnaire（VPSQ）	Vulnerability Subscale measures oversensitivity to the opinions of others and lack of assertiveness Range of scores 6 to 30	Cronbach's alpha for internal consistency 0.77；test-retest reliability 0.82 $p<0.01$, in a model predicting postnatal depression sensitivity 0.14 and specificity 0.94[71]；correlation with self esteem 0.58 [72]．
うつの症状	Edinburgh Postnatal Depression Scale（EPDS）[8]	10-item self-report scale to screen for probable depression during the postnatal year in research and health care settings Range of scores 0 to 30	Standardised a 0.87；sensitivity 0.85 and specificity 0.77；positive predictive value 0.83[8]．
家族内のパートナーとの関係の質	Intimate Bonds Measure（IBM）Subscales：Care, Control	Care subscale assesses sensitivity, warmth, emotional responsiveness, trust, physical gentleness and kindness. Control subscale assesses coercion, dominance, exertion of power and extent of criticism. Range of scores 0 to 36 for each subscale	Care：Cronbach's alpha 0.94；correlation with clinical interview ratings of quality of relationship 0.68. Control：Cronbach's alpha 0.89 and correlation with clinical interview ratings of quality of relationship 0.74 [73]．
24時間中の児の泣いている持続時間と頻度	Barr Chart [74] Possible range 0 to 24 hours	Parental diary of duration of episodes of crying, fussing, sleeping, and content infant behaviours.	Reliably completed by parents, high correlation with tape recordings：for frequency（$r＝0.85, p＝0.002$）and duration（$r＝0.90, p＝0.001$）of episodes [74]．

7 サンプルサイズ

　介入プログラムは5組のカップルを1グループとした．
　サンプルサイズの計算は，同じグループ内の対応間での相関関係の補正が含まれる．相関係数0.15を平均のクラスターサイズと仮定すると，介入群の拡大要因は40％であった．それゆえ，対照群と介入群の比は1：1.4であった．産後6カ月までの女性の一般的な精神障害の罹患率を10％変化させることとして，2つのグループは連続性の補正を行って，カイ二乗検定の有意確率0.05での両側検定で，80％の検出力と予想されるように，対照群の母集団を0.2（20％）と，WWWT介入群の母集団を0.1（10％）（オッズ比0.444）と仮定して算出すると，193の対照群と，246の介入群となり，サンプルサイズの合計は439となった．

3 心理教育的プログラムの実施結果

1 対象者

研究に同意した646組のうち，第1次インタビューを終了した399名（61.8％）の女性が研究に参加した．電話による第2次インタビューが実施できなかった女性（35名）は非常に低学歴，産院からの退院時の高い自己評価および第1次インタビューで授乳に関する問題が他の研究参加者（364名）と比べてほとんどない女性であった．18名（5％）の第1次インタビューデータがサーバーの障害で脱落し，最終モデルで第1次インタビューが1つ以上不安定であった18名（5％）は除外した．これらを排除後，最終モデルにはプログラムを全て終了した346ケースが残された．

介入群の189名中120名の女性は介入プログラムに参加し，終了時に行った匿名アンケートには120名中98名（82％）の女性が回答した．それによると介入プログラムにより92名（94％）が児の睡眠の必要性への理解が増し，81名（83％）が児の感情の気質への理解が増し，91名（93％）が児の睡眠と落ち着かせる方略への理解を増し，71名（72％）がパートナーと育児についてより効果的な話し合いをもつことが今も継続できており，64名（66％）はすでに育児に対する自信が増幅した．

2 メンタルヘルスの結果

メンタルヘルスの主な結果は産後6カ月間におけるうつ病，不安，抑うつ気分を伴う適応障害，不安症状のある適応障害，抑うつと不安症状の混在した適応障害をCIDIにより診断した（表7-2）．障害があると診断のついた117名の女性のうち，52名（44.4％）

表7-2　精神科既往歴と研究グループにおける，産後6カ月間に一般的な精神障害の診断を受けた女性

(n=364)

精神障害	全体 (n=364) 対照群 n=196	全体 (n=364) 介入群 n=168	全体 (n=364) 合計 n=364	精神科既往歴なし n=232 (63.7%) 対照群 n=125	精神科既往歴なし n=232 (63.7%) 介入群 n=107	精神科既往歴あり n=132 (36.3%) 対照群 n=71	精神科既往歴あり n=132 (36.3%) 介入群 n=61
なし	129	118	247	89	91	40	27
適応障害と不安症状	36	28	64	22	12	14	16
適応障害と抑うつ気分	4	2	6	2	1	2	1
適応障害と不安症状と抑うつ気分	6	6	12	1	3	5	3
気分変調	0	2	2	0	0	0	2
不安障害	20	12	32	10	0	10	12
うつ病	1	0	1	1	0	0	0
精神障害の合計数（％）	67 (34.2)	50 (29.8)	117 (32.1)	36 (28.8)	16 (15.0)	31 (43.7)	34 (55.7)

は精神科既往歴はなく，初発の状態として分類された．他の65名（55.5％）は過去にうつ病，パニック障害，摂食障害および物質乱用障害などの精神科既往歴があり，メンタルヘルス上の問題の再発があるとものとして分類された．

　精神科既往歴のないグループの中で，介入による絶対的リスクの減少は0.14（14％）であり，相対リスクの減少は0.48（48％）であった．われわれの本来の計算上の効果サイズは控えめ（10％の差）で，必要とされたサンプルサイズよりも小さなサンプルの中で，想定よりもより大きな効果を見い出した．

③ 6カ月の時点でのメンタルヘルスに関連する因子

　出産後のメンタルヘルスサービスもしくは早期育児サービスの利用は，対照群と比較して介入群のほうがより多かった．これらのサービスの利用は単変量分析により精神科既往歴に関連していることが明らかとなった．具体的には，69％（p＜0.001）はメンタ

表7-3　結果において一般的な精神疾患の診断に関連している要因（n＝346）

変数	リファレンスカテゴリー	オッズ比	頑健標準誤差	p	95% CI.	
回答者の年齢		0.97	0.03	0.31	0.90	1.03
家庭での使用言語	英語	1				
	英語以外	0.88	0.65	0.87	0.21	3.78
職業	専門職	1				
	非専門職	0.81	0.24	0.47	0.44	1.44
妊娠歴	初めて	1				
	2回以上	1.23	0.38	0.50	0.67	2.26
予定外の妊娠	いいえ	1				
	はい	1.28	0.42	0.45	0.67	2.45
EPDSトータルスコア		1.14	0.05	0.00	1.05	1.24
VPS脆弱性スコア		1.07	0.04	0.06	1.00	1.16
パートナーからのサポート	ある	1				
	なし	2.57	1.63	0.14	0.75	8.88
母乳育児	はい	1				
	いいえ	1.19	0.40	0.61	0.61	2.31
病院を退院する自信がある	はい	1				
	いいえ	1.10	0.30	0.74	0.64	1.88
児の24時間中に泣くもしくはぐずる時間の長さ（時間）		0.96	0.07	0.62	0.83	1.11
精神科既往歴	いいえ	1				
	はい	1.59	0.54	0.17	0.82	3.09
研究グループ	対照群	1				
	介入群	0.43	0.16	0.02	0.21	0.89
研究グループ × 精神科既往歴	相互作用	4.27	2.21	0.01	1.53	11.78

ルヘルス従事者に相談しており，早期育児サービスの利用者の83%（p＜0.01）には精神科既往歴があった．精神科既往歴のあるものは研究モデルに含まなかったため，精神科既往歴のない女性によるそれらのサービスの利用の違いは介入群と対照群の間でみられなかった．介入群と対照群の第1次インタビューと第2次インタビューの間で，予期せぬ有害な経験の数や重症度に違いはみられなかった．

　最終モデルの中で，他の全ての要因を調整したところ，主要な結果として3つの予測変数が残った．それは第1次インタビューにおけるEPDSスコア，研究グループ，そして精神科既往歴と研究グループの相互作用であり，精神科既往歴の有無によって，介入の結果が変わることを示している（表7-3）．

　参加者の中で精神科既往歴がなく，介入群にいた者は，精神疾患と診断されるオッズ比が非常に低下した（OR 0.43；95% CI 0.21, 0.89；p＝0.022）．介入群の中で精神科既往歴のある参加者に対しては，精神疾患の診断に関わるオッズ比を一次結合により算出した（OR＝1.8；95% CI 0.92, 3.71；p＝0.082）．対照群と比較すると介入群のオッズ比は高くなく，介入は悪影響を及ぼさないことが証明された．

④ 感受性分析

　モデルは欠損値が最も多く，そしてあまり重要な予測因子ではない項目である，過去24時間のうち何時間児が泣いたか，もしくはぐずったかというあまり重要な予測因子ではない項目を除いて，同じ346の回答者からのデータで再分析された．どのオッズ比においても5%以上の違いはみられなかった．したがって，モデルは残りのすべての予測因子のデータ（n＝353）が入手できた場合に再分析し，その結果はすでに報告されているものとの差は認められなかった．

4 結　論

　英語圏の，初めて母親・父親になった両親とその児に対し，一般的な女性の産後メンタルヘルスの問題を減少させるために一般的で簡単な心理教育的集団プログラムを開発した．さらにその他のプログラムによって補われる一般的なアプローチは，精神科既往歴をもつ女性にも有効性を発揮するかもしれない．

■ 文　献
1) Brockington I：Postpartum psychiatric disorders. Lancet, 363：8, 2004.
2) Buist A, et al.：Postnatal mental health of women giving birth in Australia 2002-2004：findings from the beyondblue National Postnatal Depression Program. Aust NZ J Psychiatry, 42：66-73, 2008.
3) Dennis C-L：Psychosocial and psychological interventions for preventing postpartum depression；Systematic review. Br Med J, 331：8, 2005.
4) Matthey S, et al.：Diagnosing postpartum depression in mothers and fathers；whatever happened to

anxiety? J Affect Disord, 74：139-147, 2003.
5) Wenzel A, et al.：Anxiety symptoms and disorders at eight weeks postpartum. Anxiety Disorders, 19：295-312, 2005.
6) Brockington I, et al.：Anxiety, obsessions and morbid preoccupations in pregnancy and the puerperium. Arch Womens Ment Health, 9(5)：253-263, 2006.
7) Austin MP：Antenatal screening and early intervention for "perinatal" distress, depression and anxiety；where to from here? Arch Womens Ment Health, 7：1-6, 2004.
8) Cox J, et al.：Detection of postnatal depression. Development of the 10-item Edinburgh Postnatal Depression Scale. Br J Psychiatry, 150：782-786, 1987.
9) Halbreich U, Karkun S：Cross-cultural and social diversity of prevalence of postpartum depression and depressive symptoms. J Affect Disord, 91：97-111, 2006.
10) Ross L, McLean L：Anxiety disorders during pregnancy and the postpartum period；a systematic review. J Clin Psychiatry, 67(8)：14, 2006.
11) Rowe HJ, et al.：The Edinburgh Postnatal Depression Scale detects but does not distinguish anxiety disorders from depression in mothers of infants. Arch Womens Ment Health, 11(2)：103-108, 2008.
12) Herrman H, et al.：Introduction：promoting mental health as a public health priority. Promoting Mental Health；Concepts, Emerging Evidence, Practice Geneva：World Health OrganizationHerrman H, Saxena S, Moodie R, 2005.
13) Mrazek P, Haggerty R：Reducing Risks for Mental Disorders；Frontiers for Preventive Intervention Research Washington, DC：National Academy Press, 1994.
14) Rose G：Mental disorder and the strategies of prevention. Psychol Med, 23(3)：553-555, 1993.
15) Austin MP, Lumley J：Antenatal screening for postnatal depression；a systematic review. Acta Psychiatr Scand, 107：10-17, 2003.
16) Dennis CL：Preventing Postpartum Depression Part II：A Critical Review of Nonbiological Interventions. Can J Psychiatry, 49：526-538, 2004.
17) Dennis CL, Creedy D：Psychosocial and psychological interventions to reduce postnatal depression. Cochrane Database Syst Rev, 4 2004.
18) Rose G：Sick individuals and sick populations. Int J Epidemiol, 30(3)：427-432, discussion 433-424, 2001.
19) McCarthy M, McMahon C：Acceptance and experience of treatment for postnatal depression in a community mental health setting. Health Care Women Int, 29(6)：618-637, 2008.
20) Priest SR, et al.：Stress debriefing after childbirth；a randomised controlled trial. Med J Aust, 178(11)：542-545, 2003.
21) Lavender T, Walkinshaw SA：Can midwives reduce postpartum psychological morbidity? A randomized trial. Birth, 25(4)：215-219, 1998.
22) Gunn J, et al.：Does an early postnatal check-up improve maternal health：results from a randomised trial in Australian general practice. Br J Obstet Gynaecol, 105：991-997, 1998.
23) Morrell C, et al.：Costs and effectiveness of community postnatal support workers：randomised controlled trial. Br Med J, 321：593-598, 2000.
24) Reid M, et al.：A two-centred pragmatic randomised controlled trial of two interventions of postnatal support. Br J Obstet Gynaecol, 109：1164-1170, 2002.
25) MacArthur C, et al.：Effects of redesigned community postnatal care on women's health 4 months after birth：a cluster randomised controlled trial. Lancet, 359(9304)：378-385, 2002.
26) Lumley J, et al.：PRISM (Program of Resources, Information and Support for Mothers)；a communityrandomised trial to reduce depression and improve women's physical health six months after birth [ISRCTN03464021]．BMC Public Health, 6：37, 2006.
27) Lumley J, et al.：Intervening to reduce depression after birth；A systematic review of the randomized trials. Int J Technol Assess Health Care, 20(2)：128-144, 2004.
28) Ware J, et al.：SF-36® Health Survey Manual and Interpretation Guide Boston, MA, New England Medical Center, The Health Institute 1993.
29) Rowe H, Fisher J：Development of a universal psycho-educational intervention to prevent common postpartum mental disorders in primiparous women；a multiple method approach., Under review.
30) Scottish Intercollegiate Guidelines Network：Postnatal depression and puerperal psychosis. A national clinical guideline Edinburgh, Royal College of Physicians 2002.
31) Morgan M, et al.：A group programme for postnatally distressed women and their partners. J Adv Nurs, 26：913-920, 1997.
32) Brugha TS, et al.：The Leicester 500 Project；social support and the development of postnatal depressive symptoms, a prospective, cohort survey. Psychol Med, 28(1)：63-79, 1998.
33) Horowitz J, et al.：The relationship of maternal attributes, resources and perceptions of postpartum experiences to depression. Res Nurs Health, 288：159-171, 2005.

34) Cox J, et al. : Prospective study of the psychiatric disorders of childbirth. Br J Psychiatry, 140 : 111-117, 1982.
35) O'Hara M, et al. : Postpartum depression. A role for social network and life stress variables. J Nerv Ment Dis, 171(6) : 336-341, 1983.
36) O'Hara M : Social support, life events and depression during pregnancy. Arch Gen Psychiatry, 43(6) : 569-573, 1986.
37) Kumar R, Robson K : A prospective study of emotional disorders in childbearing women. Br J Psychiatry, 144 : 35-47, 1984.
38) Bernazzani O, et al. : Psychosocial predictors of depressive symptomatology level in postpartum women. J Affect Disord, 46 : 39-49, 1997.
39) Watson J, et al. : Psychiatric disorder in pregnancy and the first postnatal year. Br J Psychiatry, 144 : 453-462, 1984.
40) Whiffen V : Vulnerability to postpartum depression ; A prospective multivariate study. J Abnorm Psychol, 97(4) : 467-474, 1988.
41) Gotlib I, et al. : Prospective investigation of postpartum depression ; factors involved in onset and recovery. J Abnorm Psychol, 100(2) : 122-132, 1991.
42) Righetti-Veltema M, et al. : Risk factors and predictive signs of postpartum depression. J Affect Disord, 49 : 167-180, 1998.
43) Gordon R, Gordon K : Social factors in prevention of postpartum emotional problems. Obstet Gynecol, 15(4) : 433-437, 1960.
44) Midmer D, et al. : A randomized, controlled trial of the influence of prenatal parenting education on postpartum anxiety and marital adjustment. Fam Med, 27 : 200-205, 1995.
45) Murray L, Cooper PJ : Effects of postnatal depression on infant development. Arch Dis Child, 77(2) : 99-101, 1997.
46) Milgrom J, Westley D, McCloud P : Do infants of depressed mothers cry more than other infants? J Paediatr Child Health, 31 : 218-221, 1995.
47) Morrell J : The role of maternal cognitions in infant sleep problems as assessed by a new instrument, the maternal cognitions about infant sleep questionnaire. J Child Psychol Psychiatry, 40(2) : 247-258, 1999.
48) Oberklaid F : Editorial comment. Persistent crying in infancy ; A persistent clinical conundrum. J Paediatr Child Health, 36 : 297-298, 2000.
49) Beebe S, et al. : Association of reported infant crying and maternal parenting stress. Clin Pediatr (Phila), 15-19, 1993.
50) Milligan R, Lenz ER, Parks PL, Pugh LC, Kitzman H : Postpartum Fatigue : Clarifying a Concept. Sch Inq Nurs Pract, 10(3) : 279-291, 1996.
51) Fisher JRW, et al. : Nature, severity and correlates of psychological distress in women admitted to a private mother-baby unit. J Paediatr Child Health, 38(2) : 140-145, 2002.
52) Dennis CL, Ross L : Relationships among infant sleep patterns, maternal fatigue and development of depressive symptomatology. Birth, 32(3) : 187-193, 2005.
53) Brown GW, Harris T : The Social Origins of Depression. A study of psychiatric disorder in women London : Tavistock Publications 1978.
54) Cochrane Childhood Cancer Group : Non-randomised controlled study (NRS) designs. 2010. http://ccg.cochrane.org/non-randomised-controlledstudy-nrs-designs.
55) Department of Planning and Community Development Victoria : Population Bulletin 2008. Melbourne, 2008.
56) Australian Bureau of Statistics : An Introduction to Socio-Economic Indexes for Areas (SEIFA) 2006 Australian Bureau of Statistics 2008.
57) American Psychiatric Association : DSM-IV-TR. Diagnostic and statistical manual of mental disorders Arlington, VA, American Psychiatric Association, 4 2000.
58) World Health Organization : Composite International Diagnostic Interview-Auto Version 2.1 : Administrators Guide and Reference Sydney, Training and Reference Centre for WHO CIDI, 1997.
59) Holmes T, Rahe R : Social Readjustment Rating Scale. J Psychosom Res, 11(2) : 213, 1967.
60) Rahman A : Challenges and opportunities in developing a psychological intervention for perinatal depression in rural Pakistan - a multi-method study. Arch Womens Ment Health, 10 : 211-219, 2007.
61) What We Were Thinking http://www.whatwerewethinking.org.au/index.php

第8章

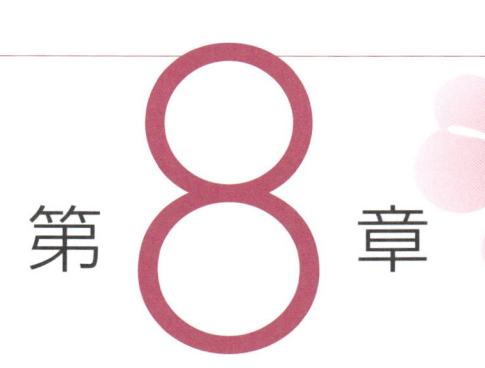

産後うつ病を予防するための メンタルヘルスケアの今後の課題

　親が子どもを育てることは，絶えず受け継がれてきた．しかし，時代とともに母親に育児の責任が大きく課せられるようになっていることも事実である．

　女性が結婚して子どもを産み育てることが当たり前だった時代から，結婚しない生き方や結婚しても子どもをもたない生き方などを選択できる時代へと変わってきた．現代の情報化社会を背景に，自ら対人関係を切り拓いたり，逆境に耐えたりする力が乏しくなってきているといわれており，その結果，子産み子育てにおいても，これまで問題にされなかったことが問題となっている．

　母親に従来のような伝統的な形で産育に関するノウハウを伝えることは困難であり，現在は図8-1に示すような産育問題が母親のストレスになっている．しかし，これまでの子育て支援対策は環境調整が中心となっており，妊産婦に対する心理的支援については遅れをとっているのが現状である．妊産婦が抱える心理的不安やストレスが子どもの心身の発達に影響を与えるという事実や，産後うつ病が予防できる可能性を考えると，妊娠期における心理的支援は，長期的に健全な母子育成をするための重要な課題である[2]．

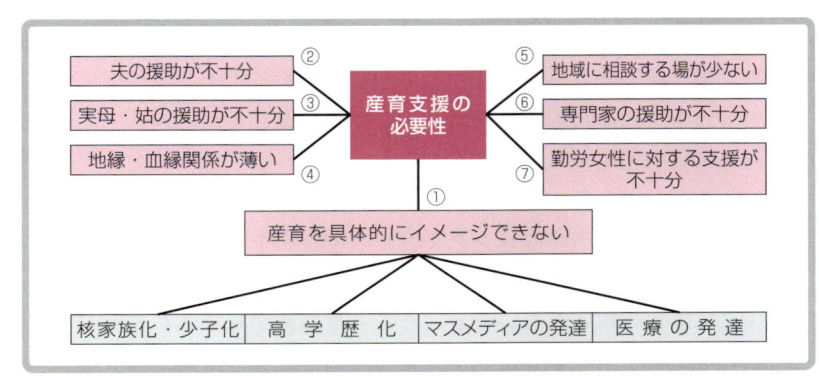

図8-1　産育に関する問題点の構造的関連図
（久米美代子：産育支援としての新聞情報—その限界と可能性—（第一報）．日本母性衛生学会誌，40（2）：288-294，1999）

第8章 産後うつ病を予防するためのメンタルヘルスケアの今後の課題

1 産前教育の改善・充実

　妊娠・出産は女性がライフサイクルにおいて経験しうる大きなライフイベントである．親になるということは，子どもを育てることの責任に圧倒され，自分を見失いがちになりながらも，妻や母親として頑張らなければならないという心理的葛藤を経て親役割を獲得していくものである．

　出産後に起こる数多くのストレスを夫と妻が協力して一つひとつ乗り越え，母親・父親としての役割を達成するためには，ライフサイクルに応じた教育が必要である．そして，著しい精神疾患を引き起こすことがないよう，専門家が早期から介入し，幅広く情報を提供していかなければならない[3]．

　青年期には，若年妊娠による精神的危機を予防するため産後の抑うつに対する知識や望まない妊娠により就労選択の葛藤が起こることなどを教育する機会をつくることも必要である．青年期前期は抑うつの好発期でもあり，これらの教育は抑うつに対する予防的な介入になると考える．専門学校や大学等の選択科目に女性のライフサイクルを通した心の健康学などの講義を設けることも望ましいのではないだろうか．

　さらに，周産期センター，産院，保健所などで行っている産前教育の充実があげられる．現在は，母体の栄養，身体の変化や乳房マッサージ，歯の健康など身体的健康に関する内容が中心になっているが，それらに加えて母親の精神的健康に関する内容を充実させる必要がある．

　夫婦で産後にどのような問題が起こるのかについて一緒に考え，母親の問題に関する適切な情報を得ることにより，抑うつ状態が軽減される[4]ことが報告されている．そのことを考えると，父親が役割を十分認識し，父親の役割についての学習指導が行われ，夫婦単位で参加できる学級の開催なども重要であろう．

　夫は，妊娠や出産では生物学的変化を体験することなく子どもと初対面するため，初期の父子関係は母子関係に比べると基盤が弱いといわれている．たとえば夫の育児参加希望の多い沐浴では，手技を教えるだけでなく，産後の母親の生理や育児についてや心の問題も盛り込むような工夫が必要である．そうすれば，夫は，日々の育児にも興味がわき，出産後の妻のサポートに役立てることができる．こうした取り組みにより，よりよい育児環境に発展させることができれば，さらに次世代の育児へもよい影響を与えることができる．

　これまで産後のメンタルヘルス障害を予防するための一般的なプログラムはあったがあまり成功例がみられない．その理由は理論が不十分であったこと，ジェンダーについてよく理解されていなかったことや関連するリスク要因が見過ごされていたことであろう．第7章（p.135）にオーストラリアの事例を紹介したが，今後，産後うつの予防に有効な教育プログラムの開発にも期待したい．

2　産後うつ病の母親への援助—母子ユニットの開設

　母親は産褥期でも育児や家事に追われ，十分な休息が取れない場合がある．特にわが国では，少子化や核家族化が進み，家族からのサポートを得ることが難しく，特に実母からの支援が得られない場合，産後の母親の負担は大きくなる．産後うつ病の母親は早期に適切なケアが受けられないと，母親自身のみならず，母子相互作用や家族にも影響を及ぼすことはすでに指摘されている．

　しかし，核家族の場合には，母親の通院さえも困難な場合がある．ましてや育児不安の大きい産後うつ病の母親や，自分がうつ病と診断されてしまうと子どもを取り上げられるのではないかと不安に思う母親などは，母子分離が原則である精神科病院への入院には大きな抵抗がある．

　そのため，産後うつ病の母親が子どもとともに入院し，育児を学び，それを継続しながら，母親自身も安心してメンタルヘルスに関する専門的な治療を受けることができる母子ユニットのような形態が理想的であると思われる．

　母子ユニットの大きな役割は，入院により日常生活と育児が両立できるようになることである．筆者は，世界一母子ユニットが多いといわれる，オーストラリアのビクトリア州にある，2つの母子のユニットを見学した．1つは，メルボルン大学，オースチン病院の精神科病棟にあるペアレント・インファントユニットであり，産後うつ病の母親とその子ども，さらに夫も昼夜を問わず一緒に過ごすことのできる施設である．もう1つは，重度でない産後うつ病の母親が，子どもと（必要時には夫も）ともに入院できる私立のマサダ病院の母子ユニットである．以下，これら2つのユニットについて紹介する．

1　メルボルン大学，オースチン病院の精神科病棟に併設のペアレント・インファントユニット

　オースチン病院のペアレント・インファント向けのプログラムは，次のような構成である．
1) 両親・子どもの入院中のプログラム（ペアレント・インファントユニット）
2) 両親・子どものメンタルヘルスへの援助
3) 母親の産後うつ病への援助
4) リサーチ

　1) のペアレント・インファントユニットは，6ベットを有し，年間約90人が入院している（図8-2）．ユニットは，常に満床状態である．

　このユニットは，産後12カ月以内でメンタルヘルスに問題を抱えている母親とその子どもと夫が入院することができるが，もちろん母子だけでも利用可能である．入院中は母親の教育のみならず，必要であれば父親への教育も行う．

第8章 産後うつ病を予防するためのメンタルヘルスケアの今後の課題

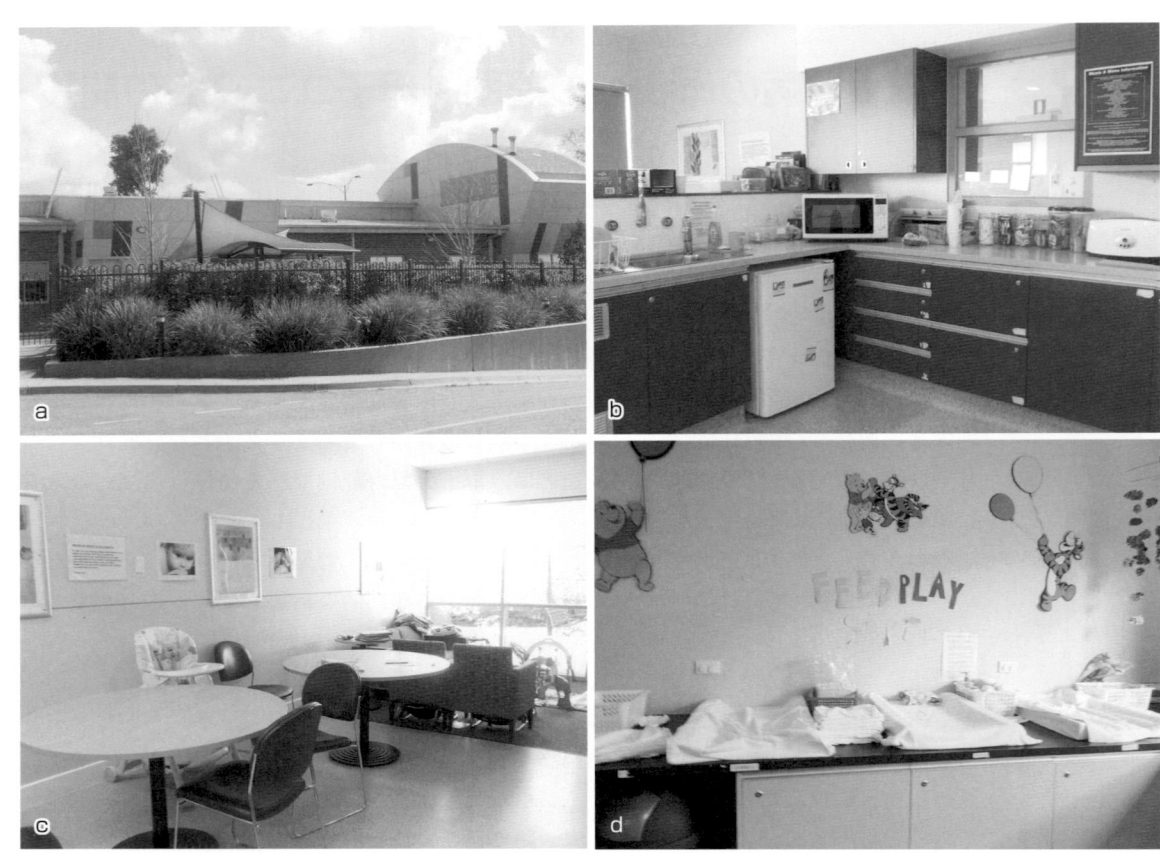

図8-2 オースチン病院　ペアレント・インファントユニット
a．外観，b，c：ダイニングルーム，d：育児室

　このユニットへの入院は，自ら電話で予約を申し込む母親もいるが，基本的にはすべて紹介医を通しての入院となる．公立病院のため入院治療費は無料である．
　スタッフは精神科医1名，兼務医1名，ナース2名，カウンセラー1名，他にはマターナル・チャイルドヘルスナース1名，アートセラピスト1名，ミュージックセラピスト1名などである．
　ユニットの平均入院日数は25日間であり，入院中は精神科医による回診，セラピストによるリラクセーション，ミュージックセラピー，ダンスセラピー，マターナル・ナースによる育児方法の指導などが行われている．その他には，ドラック・アルコール中毒者への支援なども行われている．
　母親と子どもは退院1週間前に一時帰宅し，自宅で育児や日常生活を送ることが自身で可能であるかどうかを確認し，問題なしと判断されれば退院となる．

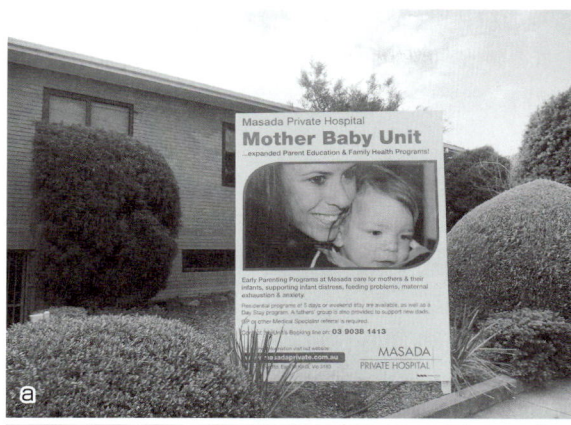

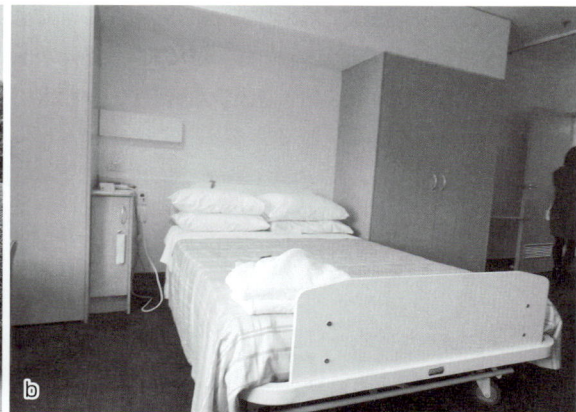

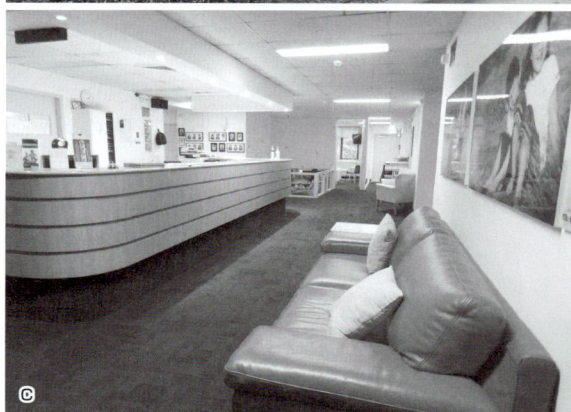

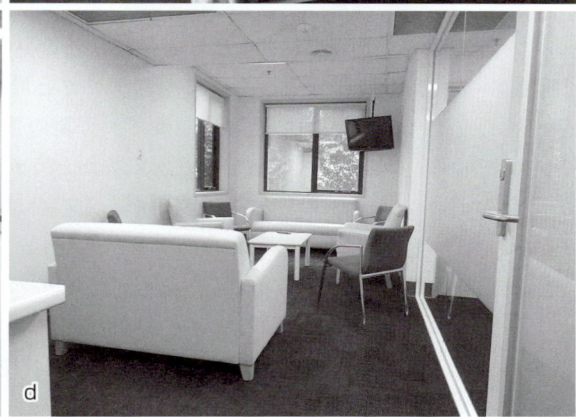

図 8-3 私立マサダ病院にある母子ユニット
a：外観，b：病室，c：ナースステーション，d：ダイニングルーム

② 私立マサダ病院にある母子ユニット

　私立マサダ病院の母子ユニットは，1994年にヘルスケアの専門家によって，5ベッドからスタートした母子ユニットであるが，現在は20ベッドある（図8-3）．このユニットの対象は，母親が眠れない，子どもが寝てくれない，子どもに十分な栄養が与えられていない，母乳が出ないなどの問題がある産後18カ月以内の母親とその子どもである．
　スタッフは育児経験豊富な看護師，助産師，心理療法士，ラクテーションコンサルタント，マターナル・チャイルドヘルスナース，マザークラフトナース，精神科医，小児科医，母子の健康に詳しいGP（ジェネラル・プラクティショナー，一般医，家庭医）などで構成されている．年間約800人の母親が入院しており，平均入院日数は5日間である．費用は5日間の入院で約8,000オーストラリアドルである．入院するにはGPの紹介が必要である．
　母子ユニットでは，初日の診断は，病院独自で開発した質問紙とエディンバラ産後うつ病自己質問票（EPDS）を用いてアセスメントを行い，入院が必要か，あるいは外来

通院で対応するかを決定する．また重度の精神疾患がある場合は精神病院へ紹介する．
　母親のうつ病の原因は，48％が子どもの睡眠問題であり，次に家族のサポートがない，母親に精神疾患の既往がある，幼少時のトラウマがある，および出産の時のトラウマがあるなどである．
　入院中のプログラムは，以下の通りである．

- 1日目は，インタビューにより，赤ちゃんの睡眠や栄養，家族のサポート状況，薬の服用の有無，病歴，家族歴などを聞き，病院独自で開発した質問紙と EPDS を用いてアセスメントし，入院中のサポートを決定する．
- 2日目は，精神科医の診察，心理療法士との面接がある．
- 3日目と4日目は，母親は昼間は育児を行うが，夜間は子どもを看護師に預けて休息をとる．
- 5日目は，母子ユニットに来てからどのように変化したか，家に帰ってから育児ができるかなどについて，スタッフと母親で話し合う．

　看護師は退院に向けて，母親の子どもへの愛着状態，育児スキル，母乳育児の状況を確認し，退院しても大丈夫かどうかを判断する．このユニットでは母乳育児を推奨しており，母乳栄養に問題がある場合はラクテーションコンサルタントがかかわる．基本的に，母親の意見を尊重し，否定はせず，育児方法や退院の決定はスタッフと母親が相談の上決定する．
　退院2週間後に，ユニットの看護師が母親に電話をし，様子を確認する．今まで退院した母親の95％が自信を持って育児ができるようになっている．

3　家族の支援と役割分担への援助

　子どもが生まれることにより，これまでの夫婦だけの二者関係から三者関係になった時にどのような問題が起こってくるのだろうか．夫婦は，それぞれの成育環境，教育・交友関係などによって人生観や生活スタイルが異なり，結婚・妊娠・分娩・育児・人間関係は人によりさまざまである．さらに，それぞれが親の影響を強く受け，それが子どもにかかわっていくものであることから，個々のライフサイクルに応じた役割分担への援助が必要となる．
　母親へのソーシャルサポートが抑うつに関連することはすでに知られており，夫やパートナーの支援が母親の情緒的な健康に強く影響していることも明らかにされている[6]．結婚した夫婦が新しい自分たちの生活パターンをつくりあげても，家族生活がそのままスムースに展開するわけではない．やがて2人の間に子どもの出生という事態が生じると，夫婦は新たに父母という地位と役割を取得することになる．しかし，子どもを育てるという新しい役割の遂行は容易ではない．役割取得といっても，母親としての役割と父親としての役割の取得とでは事情が明らかに異なる．

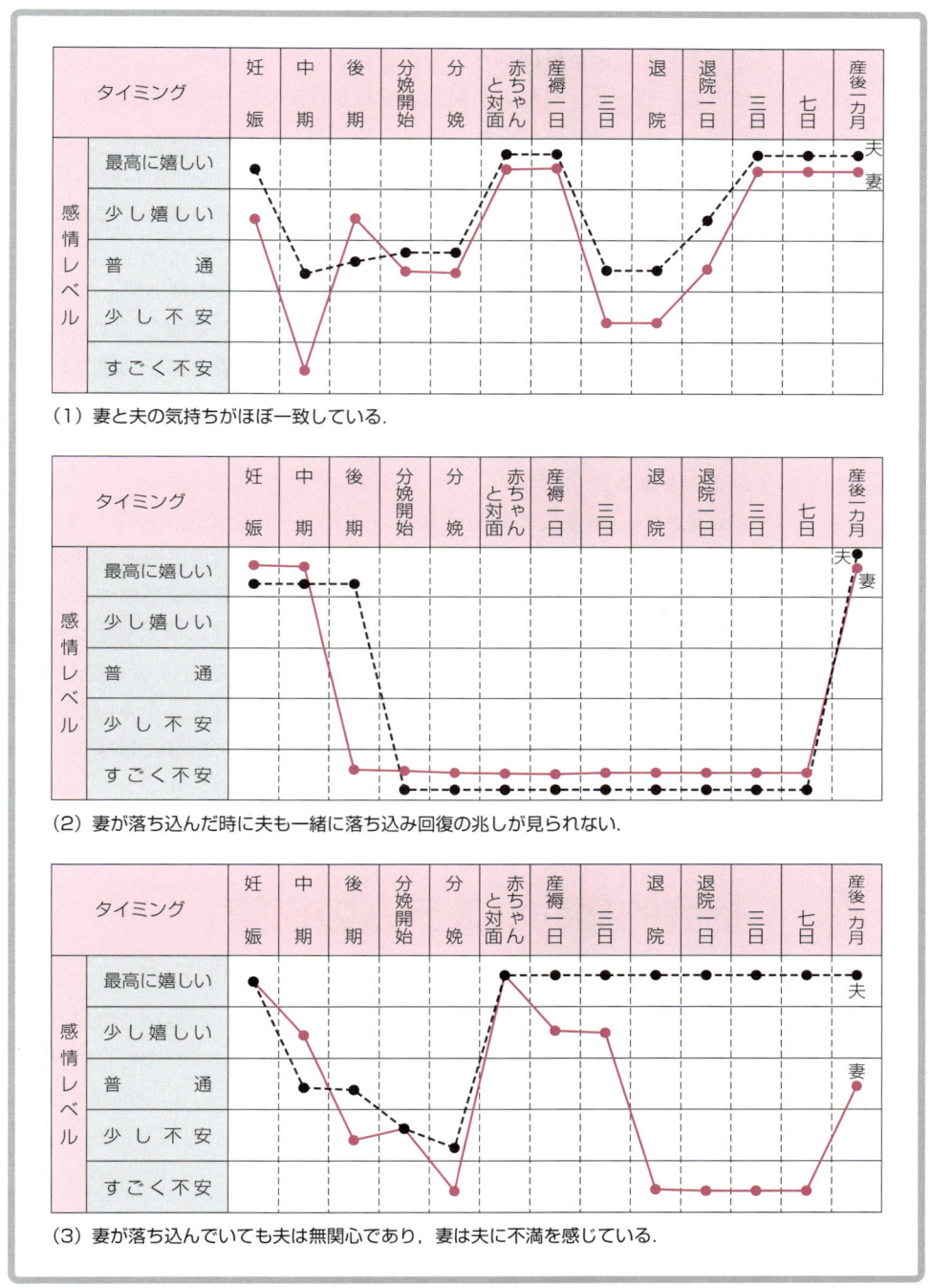

図 8-4　夫婦の感情の浮沈図

(1) 妻と夫の気持ちがほぼ一致している．

(2) 妻が落ち込んだ時に夫も一緒に落ち込み回復の兆しが見られない．

(3) 妻が落ち込んでいても夫は無関心であり，妻は夫に不満を感じている．

(久米美代子：母子保健相談からみた育児不安の心理と援助．平山宗宏監修，母子保健相談，pp.156-166，ライフ・サイエンス・センター，1992)

　現代の夫婦が，家族としての周産期のストレスをどのように乗り越えているかを個別的にみた筆者の調査を紹介する[7]．図 8-4(1) に示す事例は，妻と夫の気持ちがほぼ一

157

致している．これは妻の気持ちが落ち込んだ時に夫もともに落ち込んでいるが，常に妻よりも夫が上の位置にあり，夫が妻を支えているので特に問題はなく解決するといわれている．つまり，夫婦の曲線に極端なずれがなく，これらの時期のストレスを夫婦で乗り越え，家族としての役割の学習を積んだものと考えられる．

図8-4(2)の事例では，妻が落ち込んだ時に夫も一緒に落ち込み回復の兆しがなかなかみられない．このような事例はストレスに対する適応ができていないので，第三者の援助が必要である．

図8-4(3)の事例では，妻が落ち込んだ時にも夫は無関心であり，妻は夫に不満を感じている．一般に父性意識は，実際に赤ちゃんと対面してはじめて生まれる．その子どもの生活を支えるのが自分の使命という認識を礎として形成されるので，父と母で役割の取得に時差が生じていることがわかる．つまり，夫は子どもが生まれて最高にうれしいのに父性意識が遅れ，妻は初めての体験である育児に不安な日々を送っていることがよみとれる．

以上から，出産後の援助は家族の一人ひとりを発達段階としてとらえるのではなく，学習経験を積んだ上で成立してくる流れとしてとらえ，ライフサイクルと役割変化を考えながらストレスへの適切な対処ができるような援助が必要である．

一般に夫婦が深い愛情関係で結ばれ円満であれば，子どもに対する愛情も豊かであるとされている．しかも，夫だけではなく，その家族も母親を暖かく迎える必要がある．わが国の現状は「仕事と男のつき合い」の日々を送る夫が多いため，実母などからの援助も重要である．母親の不安を理解し，その言動に冷静に対処し，親としての成長と自立を助長する，そのような援助が家族や社会に求められる．

4 社会的援助システムの構築

産後早期の適切なサポートは非常に重要である．諸外国では産後うつに対してカウンセリングや医療者による家庭訪問，グループセッションを行っており，これらは抑うつ軽減に効果があるといわれている[8]．

1 啓蒙活動

周産期の精神保健に関する啓蒙活動として，病院・産院・保健所で従来から開催されている母親学級や両親学級に，精神保健に関するテーマを盛り込み，資料配布するなどの工夫が望まれる．さらに母子健康手帳などに出産後の精神障害についての解説を加え，家族のサポートの重要性を強調するなどの啓蒙活動も必要となる．産後のメンタルヘルスについての十分な情報が得られないために，地域資源の活用や経済的支援のチャンスを逃すことがあれば，多くの困難に対処する手立てを失うことになるので，出産や育児

のために活用できる資源をポスターやリーフレットなどを利用し誰にでもわかるように広報する．

② 保健医療的支援

　妊娠から産後1カ月は，ほぼ全員の母親が保健・医療機関の支援を受けているといえる．そのため，これらの機関で働く専門家は，抑うつの予防，発見介入などを担うことができる．しかし，出産後に産科で抑うつのスクリーニングがなされても，退院後の親子を追跡することは難しいといわれている．それは，地域における母子精神保健システムは母子健康と精神保健の大枠で分断され，包括的な連携が不十分であって，産後うつ病の母親に対する地域でのサポートは十分機能しているとはいいがたいからである．うつの徴候の早期発見，産後うつの既往があれば再発予防を心がけ，治療などの改善につなげていくことが重要である[9]．

　今後，産後の親子を支える地域の保健所や産後健診を実施している周産期母子医療センター，病院，産院や小児科あるいは抑うつを治療する精神科などの間での連携づくりが急務といえる．そのためにも，地域ごとに産科医，精神科医，臨床心理士，助産師，保健師，看護師などによる医療専門職相互の連携・協力が不可欠である．産科医あるいは助産師から地域保健師への連携だけではなく，医療専門職者同士がカンファレンスや合同研究会を開催するようなネットワークづくりも今後の課題であろう．

③ サポートグループ

　抑うつの脆弱性をもった人が産後の抑うつになる傾向から，一般的な抑うつの改善に必要な，安定した眠りや気晴らしの確保も必要である．そのためには，夜間の授乳を代わることや，日中，子どもを預け散歩や買い物，美容院に出かけるなどの時間をつくるなど周囲のサポートが必要になろう．さらに，母親の愛着が抑うつの推移に影響していたことから，乳児からの働きかけを読み取ったり，それに対する応答へのサポート，たとえば，祖父母やベビーシッター，あるいは同じ年頃の子どもをもつ友人など，複数の大人が一緒に子育てをすることもよいのではないだろうか．他の子どもを見ることで，自分の子どもの反応を理解したり，他の母親が行っている乳児へのかかわりを学ぶことができる．産後うつ病や出産後の情緒的な問題を抱えた母親には，サポートグループが非常に有効である．こうしたグループは，母親の孤独感を軽減し，育児技術が習得でき，地域の子育てに関する援助機関を見つけるための手助けになっている．今後，地域から働きかけるネットワークづくりが課題となっている．

④ 情報の支援

　現代は，情報化社会であり，インターネットや雑誌・新聞などのマスメディアにより，

第8章　産後うつ病を予防するためのメンタルヘルスケアの今後の課題

出産や子育てに関するあらゆる情報を瞬時に手に入れることができる．インターネットを介して，子育てに関する情報収集，子育ての悩み相談ができ，ソーシャルネットワーキングサービスで悩みをつぶやくこともできる．これらは，どこにいても必要な時にすぐに使えて効果的である．しかし，その反面，いろいろな情報が錯綜してしまうので，どれを信じてよいのかわからず，かえって不安が増すという皮肉な現象も起こりうる．多くの情報の中から母親やその家族が正確で欲しい情報の選択ができるような支援も必要であろう[1]．

5　母親本人の対処行動の強化

　母親自身が，問題となる出来事に対してどのような対処行動をとるかによっても抑うつ状態は左右されると考えられる．抑うつ度を軽減するためには，先延ばしや回避などの認知的な処理よりも，解決のために積極的な行動をとることが有効であるので，多くのサポートを獲得する働きが必要であろう．

　インターネットを通じてメンタルヘルスを主体とした産後の健康や育児を支援する自助グループなどの交流が広がってきているが，本人とソーシャルネットワークを結んだつながりができるような支援をすることも必要であろう．

　医療者も家族も「心の健康な子どもを育む」ためには，母親が育児ストレスをより軽減でき，精神的な健康を保てることが大切であるという視点をもつことが必要である．支援を必要とするような母親を責めるのではなく，また負の母子関係から質のよい生育環境が得られなかった母親は自己の経験からよりよい子育てが困難で負の世代間伝承の連鎖ができやすい．これを断つには，「母親だから育児ができるはずである」という固定観念にとらわれず，一人ひとりの母親の個別性を重視した，その母親に必要な援助をしていくことが大切である．

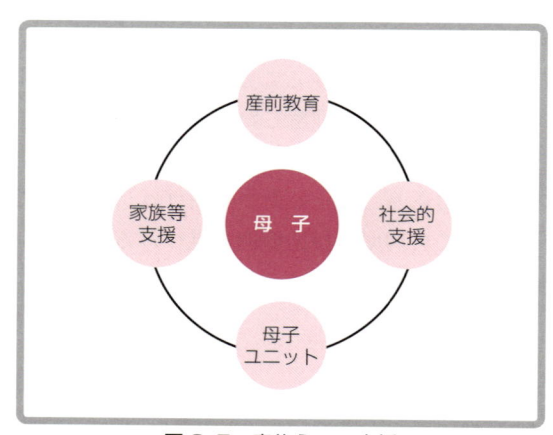

図8-5　産後うつの支援

母親が心身の健康を保ちながら子育てできる体制を，医療と福祉，行政と地域社会が連携をとって作り上げていくことが望まれる（図8-5）．

　わが国では，周産期のメンタルヘルスケアの担い手が明確ではない．これまで，産科，小児科領域を中心に行われてきた妊産婦の支援について，これからは，産科医，小児科医，精神科医，助産師，保健師，看護師，心理療法士，保育士など種々の専門家がそれぞれの専門性を生かした支援を確立することで，さらに充実した子育て支援につながると期待できる．メンタルヘルスに問題を抱えている母親のみに焦点をあてるのではなく，その子ども，あるいは父親にも焦点をあてた，母子ユニットのような家族を一単位としたケアを提供する施設が必要であろう．周産期のメンタルヘルスの問題には，多くの専門家の積極的なかかわりとそれを提供していく場所を設置することが，これからのわが国の育児支援の課題の1つであろう．

■ 文　献
1) 久米美代子：産育支援としての新聞情報—その限界と可能性—（第一報）．日本母性衛生学会誌，40（2）：288-294，1999．
2) 岡野禎治：妊娠・産褥期—最近の予防・介入に関した知見—．日本臨床，65（9）：1689-1693，2007．
3) Barnett B, Morgan M：Postpartum psychiatric disorder：who should be admitted to which hospital? Aust NZ J Psychiatry, 30：709-714, 1996.
4) Matthey S, et al：Prevention of postnatal distress or depression：An evaluation of an intervention at preparation for parenthood classes. Journal of Affective Disorders, 79, 113-126, 2004.
5) 岡野禎治：厚生科学研究費補助金（子ども総合家庭研究）研究協力者報告書 妊産褥婦及び乳幼児のメンタルヘルスシステムに関する研究「地域型母子精神保健医療における母子ユニットの意識」，1999．
6) JW Fisher, et al：Nature, severity and correlates of psychological distress in women admitted to a private mother-baby unit. J Paediatr Child Health, 38：140-145, 2002.
7) 久米美代子：母子保健相談からみた育児不安の心理と援助．平山宗宏監修，母子保健相談，pp.156-166，ライフ・サイエンス・センター，1992．
8) Brockington I：Postpartum psychiatric disorders. Lancet Volume, 363, Issue 9405：303-310, 2004.
9) 久米美代子，飯島治之：ウーマンズヘルス　女性のライフステージとヘルスケア．医歯薬出版，2007．

索　引

〈ア〉
アサーションスキル　111
アサーティブトレーニング　111
アタッチメント（愛着）　99
愛着　25
愛着スタイル　28
愛着形成　70,128
赤ちゃんへの気持ち質問票　93,94

〈イ〉
育児支援チェックリスト　83,84

〈ウ〉
ウェルネス型看護診断　63
うつに関する性差　18
うつ病エピソード　113
うつ病の生涯有病率　17
うつ病の発症要因　22

〈エ〉
エディンバラ（エジンバラ）産後うつ病自己質問票（EPDS）　45,58,136
エモーショナル・サポート　83
エントレイメント　101

〈オ〉
オキシトシン　81

〈カ〉
カウンセリングマインド　114
早期母子接触　99
加害親　132
家族間暴力　123
家族心理教育　112
過食症・神経性食欲不振症　115
看護診断　60,77
看護体制　75
感情浮沈図　30
関連因子　72
環境要因　71

〈キ〉
切れ目のない支援　131
危険因子　38
気分安定薬　50
気分コントロール　110
気分変調症　143
虐待　123
　──による死亡事例　126
　──の連鎖　133

虐待死　126
嗅覚機能　103
恐怖症　135
強迫性障害　8,12
強迫全般性不安障害　135
緊急帝王切開術　71
緊急避妊薬　130

〈ク〉
クロノグラフ　30
グループセッション　112

〈ケ〉
計画的帝王切開術　70
啓蒙活動　158
傾聴訪問　114
月経停止　122
月経前気分不快症状（PMDD）　10
月経前症候群（PMS）　9,115
原初的母性的没頭　100
原信頼　100

〈コ〉
コミュニケーション・スキル　95
子育て女性をめぐる問題　2
子ども虐待　123,124
孤独感　69
甲状腺疾患　10
交絡因子　143
抗うつ薬　49,86
抗てんかん薬　50,52
高所恐怖　12
硬膜外麻酔　73

〈サ〉
サポートグループ　159
サポートシステム　75
里帰り出産　74
三環系抗うつ薬（TCA）　49,91
産後うつ病　7,8,14,22,33,37,127
　──の発生の心理社会的モデルと児の発育発達環境との関連　104
　──のリスク因子　57
産後うつ病　ケア・パスウェイ　41
産後の発症　34
産後のパニック　9
産後のメンタルヘルス　6
産後の抑うつ　22
産褥期における薬理学的治療　51
産褥期のマタニティ診断　64
産褥精神病　7,8,42,43

産前教育　152
三大精神疾患　7

〈シ〉
ジェンダー　109
ジェンダーセンシティヴ　108
ジェンダーバイアス　109
視覚機能　102
自己効力感　76
自己の価値観　12
自殺　7
自尊感情（セルフエスティーム）　111
自尊感情の低下　69
児童虐待の相談件数　124
児童虐待防止法　123
社会心理的ストレス　17
社会生活技能（ソーシャルスキル）　111
社会的再適応評価尺度　2,3
社会的要因　71
若年妊娠　5
若年妊婦　117,121
　──の対処方略　118
周囲への相談　129
周産期のうつ病　34
周産期の気分障害　33
周産期のストレス　157
受診の時期　112
出産　4
授乳中の抗うつ薬の使用に関する臨床的ガイドライン　87
授乳中の服薬　87
状況危機ストレス　109
情緒的支援者　74
女性の健康・安全　128
心身症　7
心的外傷後ストレス障害（PTSD）　44,135
心理学的治療　53
心理学的要因　71
心理教育　109,141
心理社会的因子　113
心理的な休息　109
心理療法　85
身体的虐待　124
診断用構造化面接　59
新生児期のマタニティ診断　65
新生児の感覚機能　102
新生児のメンタルヘルスケア　99
人工妊娠中絶　116

〈ス〉
スーパーウーマンシンドローム　108
スクリーニング　78
ステージ　4
ストレス反応　57
ストレスフルなライフイベント　117
ストレスモデル　20
睡眠パターン　104

〈セ〉
セルフケア　85
セロトニン・ノルアドレナリン再取り込み阻害薬（SNRI）　49，91
世代間伝達　132
生活環境　74
生殖補助医療（ART）　68
性的逸脱行動　129
性暴力被害　129
精神医学的既往歴　36
精神および行動の障害　6
精神科医療機関への入院　55
精神的・心理的ケア　67
摂食障害　12
選択的セロトニン再取り込み阻害薬（SSRI）　49，90
全人的なケア　78
全般性不安障害　44

〈ソ〉
ソーシャルサポート　26，83
双極性障害（躁うつ病）　12，34
早期発見　67，78
相対的乳児薬物摂取量（RID）　89
創部痛　73
喪失　69
喪失感　73
喪失体験　76
躁うつ病　12
躁病エピソード　41
卒乳　92

〈タ〉
体験　69
対人関係療法（ITP）　53
対面恐怖　12
大うつ病エピソードの診断基準　35
炭酸リチウム　50，52
断乳　92

〈チ〉
地域ケア　114
父親のうつ病率　113
聴覚機能　102

〈ツ〉
痛覚　103

〈テ〉
デイ・ホスピタル・ユニット　54
ディベロップメンタルケア　99
低用量経口避妊薬（ピル）　130
帝王切開　70
帝王切開術　72
適応障害　7，135
電気痙攣療法（ECT）　48

〈ト〉
トラウマ　72
トリプル P（Positive Parenting Program）　132
飛び込み出産　129

〈ナ〉
内分泌学的要因　71

〈ニ〉
2 項目質問法　47
日本周産期メンタルヘルス研究会　7
妊産褥婦の死因　33
妊産婦への DV　130
妊娠期　67
　──のうつ病　36，37
妊婦の未受診率　129
認知行動療法（CBT）　53

〈ネ〉
ネグレクト　124

〈ノ〉
ノルアドレナリン・セロトニン作動性抗うつ薬（NaSSA）　91
望まない妊娠　127
望まない妊娠・出産　128

〈ハ〉
バースレビュー（分娩想起）　76
パートナーとの関係　138
パニック障害　8，44
バルプロ酸ナトリウム　50
配偶者間暴力（DV）　123
発達障害　14
発達的危機　74
母親同士のピア・サポート　97
母親になること　108
母親のストレス　25
母親の対処行動　26
母親へのソーシャルサポート　156

〈ヒ〉
ひとり親家庭　126
非支持的カウンセリング　75
悲観的な帰属スタイル　18
広場恐怖　12

〈フ〉
フラッシュバック　11
プロラクチン　81
不安障害　7，12
不快症状　68
不妊治療　6，68
夫婦関係　69
服薬中断　113
分娩経過　70
分離不安　70

〈ヘ〉
併存（精神）疾患　1

〈ホ〉
北米看護診断協会　60
保健師　131
母子アセスメント　114
母子健康手帳　131
母子相互作用　101
母子分離不安　73
母子ユニット（MBU）　54，153
母性機能　4
母乳育児　80
母乳哺育　51
暴力を受けた女性　11

〈マ〉
マイナー（軽症なうつ病など）　143
マスタリー　25，29
マタニティサイクル　4
マタニティ診断　63
マタニティブルーズ　7，8，43，58，71，72

〈ム〉
無作為臨床試験（RCT）　136

〈メ〉
メジャー（大うつ病など）　143
メンタルヘルス　2

〈ヤ〉
薬物療法　86
薬理学的治療　48

〈ヨ〉
養育環境　74

163

索　引

抑うつ　7
抑うつ状態にある母親　24
抑うつ発生のメカニズム　23
予防的介入　55
四環系抗うつ薬　91

〈ラ〉

ライフイベント　25, 143
ライフステージ　3

〈リ〉

リラクセーション　110

〈レ〉

劣等感　73

〈A～Z〉

0カ月児の死亡事例　127
0歳児虐待　118

10代女性　116
10代の妊娠　129
ART：assisted reproductive technology　68
cognitive behaviour therapy：CBT　53
domestic violence：DV　123
DSM-5　34
Structured Clinical Interview for DSM-Ⅳ　59
DV被害者　130
ECT：electroconvulsive therapy　48
EPDS：Edinburgh Postnatal Depression Scale　45, 58, 136
EPDS得点　113
Gordonの看護診断　62
ICD　6
interpersonal therapy：ITP　53
M/P比　88

mother and baby unit：MBU　54
NANDA-I　60
NaSSA　91
Papezの回路　22
Parent-Child Interaction Therapy（PCIT）　132
PMDD　10
PMS　9
PTSD：post-traumatic stress disorder　44
SNRI：serotonin-norepinephrine reuptake inhibitors　49, 52, 91
SSRI：selective serotonin reuptake inhibitors　49, 52, 90
TCA：tricyclic antidepressants　49, 52
trauma focused-CBT（TF-CBT）　132
unsettled baby　14, 138

マタニティサイクルとメンタルヘルス	ISBN978-4-263-23564-5

2012年 3月15日 第1版第1刷発行
2021年 1月10日 第1版第4刷発行

編 集 久米美代子
　　　 堀 口　　文
発行者 白 石 泰 夫

発行所 医歯薬出版株式会社

〒113-8612 東京都文京区本駒込1-7-10
TEL. (03)5395-7618(編集)・7616(販売)
FAX. (03)5395-7609(編集)・8563(販売)
https://www.ishiyaku.co.jp/
郵便振替番号 00190-5-13816

乱丁,落丁の際はお取り替えいたします　　印刷・教文堂／製本・愛千製本所
© Ishiyaku Publishers, Inc., 2012. Printed in Japan

本書の複製権・翻訳権・翻案権・上映権・譲渡権・貸与権・公衆送信権(送信可能化権を含む)・口述権は,医歯薬出版(株)が保有します.
本書を無断で複製する行為(コピー,スキャン,デジタルデータ化など)は,「私的使用のための複製」などの著作権法上の限られた例外を除き禁じられています.また私的使用に該当する場合であっても,請負業者等の第三者に依頼し上記の行為を行うことは違法となります.

JCOPY <出版者著作権管理機構 委託出版物>
本書をコピーやスキャン等により複製される場合は,そのつど事前に出版者著作権管理機構(電話 03-5244-5088, FAX 03-5244-5089, e-mail:info@jcopy.or.jp)の許諾を得てください.

●女性の医療者・女性自身の健康を考えるために，ライフステージ各段階を通しての女性のヘルスケア情報を，生理学から体系立てて，活用しやすくまとめた新しい視点の好評書！

ウーマンズヘルス
女性のライフステージとヘルスケア

◆久米美代子／飯島治之　編著

◆Ｂ５判　240頁　定価（本体3,200円＋税）

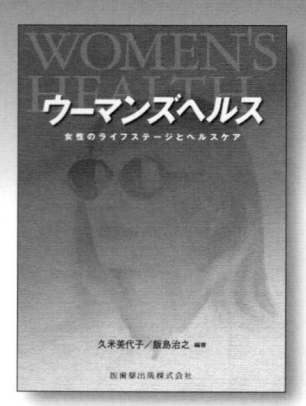

ISBN978-4-263-23489-1

◆本書の主な内容

●女性の平均寿命が伸び続け，最期までQOLの高い健康な生活の維持が重要な課題となっている．本書は女性の健康を生涯を通じて考えるために，ライフステージ各段階を通じたヘルスケア，また一連の発達過程の中での変化，その対処について解説．

●女性の健康情報を生理学から体系立てて，出生前の発生・生理の状態から，出生後はライフステージ各段階ごとに，ヘルスケアデータに基づき解説．女性の身体の変化・精神的変化と，その対応策・なりやすい病気の予防などを活用しやすくまとめた，生涯を通じた健康を学ぶための母性看護学テキストとしても好適な１冊．

◆本書の主な目次

第１章　女性の特性—性的二形における女性
機能形態学的な視点からみた女性の特徴　健康科学的視点からみた女性の特徴

第２章　女性の誕生
受胎から出生まで　出生から成人女性まで

第３章　女性のライフステージとその特徴
思春期　成熟期　更年期・老年期

第４章　各ライフステージにおけるこころと問題
わが国の女性のライフサイクルのとらえ方－生殖期を中心に　女性の生き方とストレス　女性と精神障害

第５章　女性のライフステージと自然医療
自然医療の基礎　女性のライフステージと自然医療的アプローチ　冷え症とその対策

●弊社の全出版物の情報はホームページでご覧いただけます．https://www.ishiyaku.co.jp/

医歯薬出版株式会社／〒113-8612 東京都文京区本駒込1-7-10　TEL.03-5395-7610　FAX.03-5395-7611